OMNIATHERAPIE

BAND I

OMNIATHERAPIE

GESUNDHEIT & GLÜCK DURCH VERSTEHEN & VERSÖHNUNG

von

Thomas A. M. Windelschmidt

OMNIATHERAPIE

BAND I

OMNIATHERAPIE

GESUNDHEIT & GLÜCK DURCH VERSTEHEN & VERSÖHNUNG

von

Thomas A. M. Windelschmidt

Impressum

Umwelthinweis

Dieses Buch und der Schutzumschlag wurden auf chlorfrei gebleichtem Papier gedruckt. Die Einschrumpffolie zum Schutz vor Verschmutzung ist aus umweltfreundlichem und recyclingfähigem PE-Material.

Bibliografische Information der Deutschen Nationalbibliothek

Die Deutsche Nationalbibliothek verzeichnet diese Publikation in der Deutschen Nationalbibliografie; detaillierte bibliografische Daten sind im Internet über www.dnb.de abrufbar.

Autor:

Thomas A. M. Windelschmidt

www.omniatherapie.de / www.omniavision.de

Verlag

Deutscher Verlag für Bildung, Wissenschaft und Forschung, Eppingen

Umschlagfoto: © Pixabay

Erstauflage 2019

Printed in Germany

ISBN Hardcover	978-3-96565-012-1
ISBN Paperback	978-3-96565-013-8
ISBN Epub	978-3-96565-014-5
ISBN Mobi	978-3-96565-015-2

Für alle Menschen, die Ihr Leben und Erleben verstehen
und sich mit Situationen & Menschen versöhnen möchten.

Inhaltsverzeichnis Band I

1. Danksagung

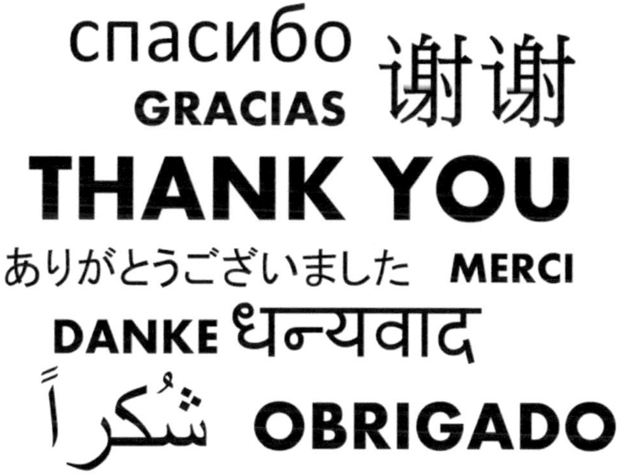

Ich habe inzwischen mehrere Bücher zu unterschiedlichen Themen geschrieben. Dabei ist mir vor allem immer wieder bewusst geworden, welches Glück ich in meinem Leben habe.

Als erstes möchte ich Menschen danken, die normalerweise nicht in einer Danksagung erwähnt werden, und zwar den Menschen, die sich hilfesuchend an mich gewandt haben und wenden. Es gehört schon einiger Mut dazu, sich "emotional zu offenbaren" und all das mit einer dritten Person, z.B. mit mir, zu besprechen, was die Seele belastet. Ich habe höchsten Respekt vor jedem Menschen, der diesen Schritt wagt, und ich freue mich jedes Mal, wenn ich etwas zum Positiven beitragen konnte und kann.

Als zweites danke ich meiner ganzen Familie und meinen Freunden, die manches weitere Gegenlesen ertragen mussten und für Gespräche und Diskussionen zur Verfügung standen. Toll, dass ich solch eine Familie und so super Freunde haben darf, die mich unterstützen und mich motivieren. Vielen Dank.

Dazu danke ich meinem Verlag, dem Deutschen Verlag für Bildung, Wissenschaft und Forschung, der es mir ermöglicht hat, meine Bücher in der Form zu publizieren, wie ich es mir vorgestellt habe. Insbesondere danke ich Herrn Dr. Ernst Grabovszki aus Wien für seine tolle Unterstützung. Ich kann nur jedem, der ein wissenschaftliches Buch schreiben und veröffentlichen möchte, ans Herz legen, sich an den www.DVBWF.de zu wenden.

2. Vorwort von Vera Brandes und Dieter Broers

Als Thomas Andreas Martin Windelschmidt, kurz Thomas, uns darum bat, ein Vorwort für sein dreibändiges Werk über die Omniatherapie zu schreiben, haben wir spontan zugesagt.

Wir hatten ihn und seine Frau Claudia kurz zuvor auf einem Kongress in Deutschland kennen gelernt und waren von seiner gewinnenden Überzeugungskraft sofort begeistert. Er strahlte Kompetenz und Tatkraft aus, Bodenständigkeit und Liebenswürdigkeit. In einer Zeit, die turbulenter nicht sein könnte, ist ein Mann wie Thomas ein Fels in der Brandung.

Er scheut keine Anstrengung und bleibt bei der Sache, auch wenn noch so viele Widrigkeiten eine Lösung unmöglich erscheinen lässt und die meisten Zeitgenossen in Punkto Zuverlässigkeit und Durchhaltevermögen überfordert hätten. So einen Leuchtturm wünscht man sich, vor allem, wenn einem dämmert oder man schon mit Gewissheit weiß, dass es innere oder äußere Baustellen zu bewältigen gilt, die es in sich haben.

Aus eigener jahrzehntelanger Erfahrung wissen wir nur zu genau, dass es ohne einen Coach, der sich als Partner begreift und sich mit dem Klienten auf die Untiefen seiner Krise so vorbehaltlos einlässt, wie Thomas es kann und tut, nicht geht.

Es ist immer die Solidarität mit dem Protagonisten, wie Thomas seine Klienten nennt, die auf einem tiefen Verständnis für dessen Nöte, Ängste und Befürchtungen beruht und ohne die es kaum gelingen kann, die gordischen Knoten zu lösen, die die Seele gefangen hält und das Loslassen und Fortschreiten unmöglich macht. Das sind manchmal ungemein komplexe Verhältnisse, die ausgeleuchtet, ausgelotet, auseinandergenommen, in ihren einzelnen Aspekten analysiert und bewertet und neu strukturiert werden müssen.

Ein solcher Prozess dauert in der Regel viele Jahre und es braucht oft mehrere Versuche, bis die richtige Methode gefunden ist. Die Omniatherapie hat den Anspruch, schon in der ersten Phase an den zentralen Themen zu arbeiten und eine gute, liebevolle Grundlage für eine neue Orientierung zu schaffen - und das innerhalb nur weniger Tage. Das gelingt, wenn sich der Klient im gleichen Maße auf das Abenteuer einer seelisch-existentiellen Neugeburt einlassen kann, wie der Coach, der dabei sein Reiseleiter ist und mit einem hohen Maß an Verantwortung, Erfahrung und Intuition den Weg in die für den Hilfesuchenden richtige Richtung weist.

Thomas hätte auch ein kurzes Buch über sich und seine Arbeit schreiben können und damit die Menschen erreicht, die auch ohne die umfassenden und ausführlichen Herleitungen und Erklärungen der vorliegenden drei Bände erfassen, welcher Schatz sich hinter diesem Ansatz verbirgt. Aber er hat sich die Mühe gemacht, das ganze Feld zu beschreiben, aus dem sich die Omniatherapie in ihren Ansätzen speist und ermöglicht es dadurch, die Omniatherapie und ihren Stellenwert einordnen zu können.

Schon wegen der Verwendung des Begriffs ‚omnia' (lat.: Ganzheit) für die Bezeichnung seines Ansatzes ist beim ersten Blick auf das erste Buch klar, dass sich Thomas einer monumentalen Aufgabe gestellt hat und mit nicht weniger zufrieden ist, als alle Komponenten und jeden Aspekt der Wirklichkeit zu erfassen, die bei den Überlegungen, die zur Entwicklung der Omniatherapie geführt haben, eine Rolle gespielt haben. Und da es dabei um nicht weniger geht, als den Menschen aus allen Perspektiven zu betrachten, die ihn aus physischer und psychischer, sowie aus materieller, wie aus nicht-materieller Sicht als einzigartiges Individuum ausmacht, lesen sich die drei Bände wie ein neues Lexikon der Menschwerdung, bei der von der Geschichte der Medizin bis zur Anthropologie des Krieges nahezu alles vorkommt, was uns im Laufe eines Menschenlebens als prägende Einflüsse begegnen kann.

Dabei werden auch Namen genannt, deren Positionen und Aussagen in ihren eigenen Domänen durchaus kritisch betrachtet werden können, aber trotzdem einen wichtigen Beitrag geleistet haben. Die Sorgfalt, die Thomas beim Zusammenstellen aller Hintergründe und Verbindungen hat walten lassen, ermöglicht es, so tief in das Thema einzusteigen, wie es der Autor mit diesen drei Bänden nahelegt, und erlauben uns zu verstehen, warum er sie dennoch aufführt.

Diese Ausführlichkeit ist seinem Wunsch geschuldet, auch seinen eigenen Erkenntnisweg zu beschreiben, um nachvollziehbar zu machen, warum er denkt, was er denkt und tut was er tut, wenn er mit klarem Blick auf Menschen und Situationen erfasst, worin die Sollbruchstellen in den Lebenskonstruktionen der Menschen liegen, die um seine Hilfe bitten. Und auch wenn der Umfang der Informationen, die er hier zusammengetragen hat, alle Neugier stillt und den Verstand mit Wissen beruhigt, ist es am Ende das gegenseitige Vertrauen zwischen Klient und Coach, das zählt und möglich macht, was an Entwicklung und Entfaltung geschehen will und geschehen darf.

Vera Brandes und Dieter Broers
Wien, im August 2019

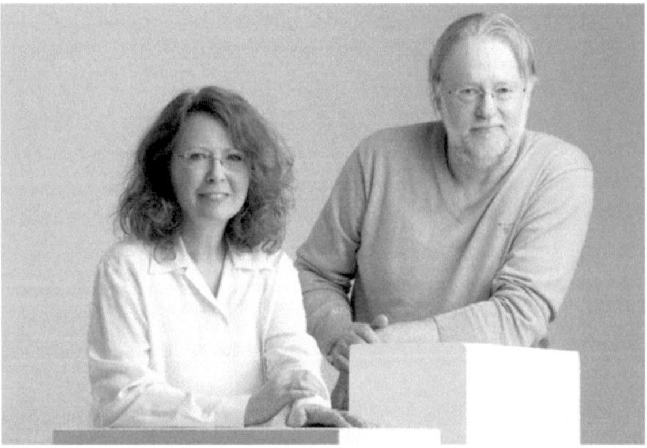

Vera Brandes ist Vizepräsidentin der Internationalen Gesellschaft für Musik-Medizin in New York. Sie begann ihren beruflichen Weg als Musikproduzentin. Durch einschneidende persönliche Erlebnisse hat sie die Heilwirkung der Musik auf den Körper erfahren und beschlossen, die Möglichkeiten, mit Musik zu heilen, zu erforschen. Sie studierte neben Psychologie und psychologischer Morphologie Energie- und Informationsmedizin. Von 2004 bis 2017 leitete sie das Forschungsprogramm für Musik-Medizin an der Paracelsus Medizinischen Privatuniversität in Salzburg. Studien führten zur Entwicklung von Musikprogrammen und speziellen Abspielgeräten, die in der Therapie eingesetzt werden können. Sie erhielt zahlreiche Auszeichnungen und für die von ihr entwickelte Musiktherapiemethode ein Patent. Sie ist CEO und CSO von Sanoson (www.sanoson.at) in Wien, arbeitet als Forscherin, Autorin und Therapeutin und hält Vorträge im In- und Ausland.

Dieter Broers (www.dieter-broers.de) ist Biophysiker und forschte seit den 1980er-Jahren auf dem Gebiet der Frequenz- und Regulationstherapie. Interdisziplinäre Forschungsprojekte führten zur Entwicklung neuer Technologien, die erfolgreich im medizinischen Gesundheitsbereich eingesetzt werden. Bekannt wurde Dieter Broers als Autor zahlreicher Bücher in denen er Naturwissenschaft und Spiritualität verbindet. Mit dem unter dem Pseudonym "Morpheus" geschriebenem Buch 'Transformation der Erde' begründete er seine Karriere als Bestseller-Autor. Zu seinen erfolgreichsten Werken gehören neben '(R)evolution 2012' unter anderen 'Checkliste 2012. Sieben Strategien, wie Sie die Krise in Ihre Chance verwandeln', 'Gedanken erschaffen Realität', 'Der verratene Himmel - Rückkehr nach Eden', 'Das Ego im Dienste des Herzens' und 'Methamorphose der Menschheit', sowie die beiden Filme '(R)evolution 2012' und 'Solar Revolution'. Für seine Erfindungen wurden Broers über 100 Patente in 85 Ländern erteilt. Aufgrund seiner wissenschaftlichen Leistung wurde Dieter Broers in das "International Council for Scientific Development" (ICSD) berufen, dem unter anderem 100 Nobelpreisträger angehören. Dieter Broers war von 1997 bis 2003 Direktor für Bio-Physik innerhalb des ICSD und ist bis heute im "Committee for International Research Centres" vertreten.

3. Vorwort des Autors

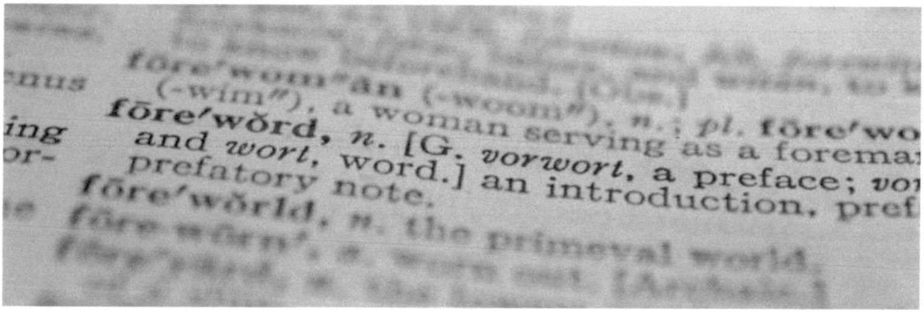

Liebe Leserin, lieber Leser,

die doppelte Anrede nutze ich nur ein einziges Mal, nämlich bei meinem Vorwort. In der Folge nutze ich nur das allgemeine „lieber Leser" oder „man" oder ähnliches, ohne damit die „lieben Leserinnen" benachteiligen zu wollen. Ich halte es nur nicht für übermäßig wichtig, an dieser Stelle die „political correctness" in den Vordergrund zu rücken. Ich spreche alle Menschen an, egal ob Mann, Frau, Hermaphrodit, groß, klein, dick, dünn. Mir ist die politische Gesinnung genauso gleichgültig, wie die Religionszugehörigkeit. Für mich sind, und das meine ich absolut ernst, grundsätzlich alle Mensch gleich, liebenswert und „richtig".

Der Titel „Gesundheit & Glück durch Verstehen & Versöhnung" ist vielleicht nicht sofort einsichtig. Was ist mit dem Titel gemeint?

Wer mein Buch "Reframingcoaching: Unterbewusstes bewusst auflösen" gelesen hat, hat sicher eine Vorstellung davon, worum es mir in dem folgenden Buch bzw. der Trilogie geht. Allen anderen soll die folgende Einführung einen ersten Eindruck verschaffen.

Im folgenden Buch erläutere ich den von mir geprägten Begriff „Omniatherapie". Das, was ich in diesem Kontext mache, bot ich früher als „Reframingcoach" und später in ergänzter Fassung als „Omniatherapeut" an. Warum diese Wortschöpfungen in meinen Augen perfekt passen, um das zu beschreiben, was inhaltlich umgesetzt wird, wird im Laufe der drei Bücher deutlich.

Der Begriff "omnia" kommt aus dem Lateinischen und bedeutet soviel wie "Ganzheit". Es geht mir um eine ganzheitliche Betrachtung von Körper, Geist und Seele. Aber auch eine Betrachtung der drei Ebenen Unterbewusstes, Wachbewusstsein und Überbewusstsein, sowie Zeugung, Leben und Tod unter Berücksichtigung von Vergangenheit, Gegenwart und Zukunft sollen durch den Begriff "omnia" ausgedrückt werden. Aus dieser ganzheitlichen Betrachtung haben sich bei der Auseinandersetzung mit Symptomen viele Folgerungen ganz von alleine ergeben.

Überall dort, wo man z.B. körperliche Beschwerden unabhängig von psychischen Hintergründen betrachtet, bewegt man sich in meinen Augen in einem eindimensionalen Bereich. Es ist zwar oftmals möglich, mit Wirkstoffen der Pharmaindustrie Einfluss auf körperliche Befindlichkeiten zu nehmen, aber tatsächlich halte ich diese Vorgehensweise für deutlich "zu kurz gesprungen".

Anstatt die nach meiner Erfahrung wichtigen psychologischen Ursachen zu beleuchten, zu hinterfragen und ggfs. zu lösen, findet überwiegend eine Symptombekämpfung rein auf der Körperebene statt. Das Symptom kann man evtl. "in der Griff bekommen", die Ursache bleibt oftmals unbehandelt.

Ich vergleiche eine solche Vorgehensweise mit der Reparatur eines PKW in einer Werkstatt. Wenn die Ölkontrollleuchte einen zu niedrigen Ölstand anzeigt, ist es ganz sicher sehr viel sinnvoller, Öl in den Motor nachzufüllen, als das Öllämpchen zuzukleben. In ersterem Fall wird eine Ursachenbekämpfung zu einer echten Lösung führen, im zweiten Fall nützt die Symptombekämpfung nur dem Autofahrer, weil er nicht mehr von dem Leuchten der Kontrollleuchte abgelenkt wird. Was letztendlich das Ergebnis der Symptombekämpfung sein wird, liegt auf der Hand, nämlich ein Motorschaden (vergleichbar mit einem Herzinfarkt).

Mit Hilfe des Reframingcoachings habe ich vielen Menschen helfen können, Dinge aufzulösen, die im Hier und Jetzt belastend waren und zu Konsequenzen geführt haben, die "eigentlich" nicht gewollt waren. Ob es um so einfach aufzulösende Dinge wie "zum Nichtraucher werden" geht oder "das Wunschgewicht erreichen" bzw. um etwas tiefer sitzende Ursachen für Glaubenssätze, die z.B. zu Erfolgsblockaden geführt haben, immer war die Vorgehensweise über das Reframingcoaching ein guter Weg.

Im Laufe der Zeit haben aber deutlich komplexere "Herausforderungen" dazu geführt, dass eine Ergänzung des Konzepts zielführend war. Zum Beispiel ist nach meiner Erfahrung eine Bulimie immer mit tief verwurzelten Problemen im Familienumfeld verbunden. Wenn eine Frau nicht schwanger wird, obwohl die körperlichen Voraussetzungen gegeben sind, kann man auch ziemlich sicher davon ausgehen, dass psychische Blockaden eine Rolle spielen. Und wenn z.B. ein Selbstmord oder ein Missbrauch in der Familie vorliegt, dann verlangt dies nach meiner Erfahrung zu einer tieferen Analyse der Familienkonstellation und einer liebevollen Auflösung. Genau für solche oder ähnlich traumatisch und belastende Fälle wurde die Omniatherapie aus dem Reframingcoaching entwickelt.

Sie werden im folgenden Buch eine genaue Herleitung des Konzepts der Omniatherapie finden. Womöglich werden Sie überrascht sein, wenn nicht nur medizinische und psychologische, sondern vor allem auch physikalische Themen angesprochen werden, u.a. aus der Quantenmechanik, aber nicht nur.

Mir ist es wichtig, dass ich die Herangehensweise und die Entwicklung meiner Vorgehensweise dezidiert herleite und erläutere, damit die Omniatherapie für Sie "greifbar" wird. Sobald Sie wirklich nachvollziehen können, was meine Beweggründe zur Entwicklung der Omniatherapie sind und die einzelnen Bausteine für Sie logisch nachvollziehbar sind, bin ich mit meiner Erläuterung zufrieden.

Sollten Sie einzelne Kapitel für sich persönlich nicht für notwendig erachten, z.B. weil Sie sich mit der Historie der Medizin oder mit Teilbereichen der Medizin in ihren vielfältigen Facetten gut auskennen (z.B. Allopathie, Homöopathie, TCM, Ayurveda, Voodoo usw.), dann steht es Ihnen frei, diese Kapitel zu überspringen. Sie können jederzeit im Verlauf des Buches zu einem übersprungenen Kapitel zurückblättern, falls Sie die Inhalte doch noch lesen möchten. Die meisten Kapitel sind in Ihrer Reihenfolge nicht festgelegt, erscheinen mir jedoch genau in dieser Reihenfolge sinnvoll zu sein.

Da ich nicht davon ausgehen kann, dass Sie das Buch "Reframingcoaching: Unterbewusstes bewusst auflösen" vorliegen haben, werde ich Teilbereiche dieses Buches zitieren oder wiederholen müssen. Diejenigen, die das aufgeführte Buch vorliegen haben und sich an die Inhalte erinnern können, können z.T. einzelne Kapitel überspringen.

Die Informationen, die ich in diesem Kontext für wichtig erachte, habe ich in drei Bände unterteilt. Zum einen sind die Inhalte der drei Bücher getrennt zu betrachten und sind unabhängig voneinander verständlich, zum anderen weiß ich aus eigener Erfahrung, dass es angenehmer ist, nur ein Buch mit 300-400 Seiten in der Hand zu halten, als ein Buch mit über 1.000 Seiten.

Einer oftmals mir gegenüber geäußerten Befürchtung, dass man die wissenschaftlichen Fachbegriffe nicht kennen und dementsprechend den Inhalt nicht verstehen könnte, habe ich mir zu Herzen genommen und versuche in meinen Büchern alles so "einfach" zu formulieren, dass es für jedermann verständlich und jeder Teilbereich auch für jemanden nachvollziehbar ist, der sich nicht im Detail mit diesen Themen auskennt, geschweige denn die Fachbegriffe beherrscht. Ich halte es für wichtig, Sie nicht mit "Fachchinesisch" zu verwirren, sondern die Inhalte und Überlegungen leicht verständlich zu verdeutlichen.

Für den Fall, dass die Bedeutung einzelner Begriffe nicht sofort ersichtlich ist, habe ich ein Wörterbuch zusammengestellt, das auch als Trilogie zur Verfügung steht. Deren Inhalte habe ich überwiegend aus frei zugänglichen Quellen übernommen, so dass Sie die Hintergründe und Details bei weitergehendem Interesse im Internet nachrecherchieren können. Die Wörterbücher stehen auch kostenlos als pdf zum Download zur Verfügung: omniatherapie.de.

Die Trilogie "Omniatherapie: Gesundheit & Glück durch Verstehen & Versöhnung" ist wie folgt strukturiert:

Band I

- Die Medizin
- Physische Heilansätze
- Psychische Heilansätze
- Physikalische Hintergründe
- Biologische Hintergründe

- Gesundheit - Krankheit – Symptome
- Körper – Geist – Seele
- Psyche: Bewusstsein und Unterbewusstes
- Körper und Unterbewusstes
- Traumata

Band II

- Was ist „Denken"?
- Was ist "Fühlen"?
- Was ist "Glauben"?
- Was ist „Vertrauen"?
- Angst und das Gegenteil von Angst
- Schuld und Verantwortung
- Trauer und die große Traurigkeit
- Glaubenssätze und das Gesetz der Resonanz
- Wünsche, Zufriedenheit und Glück
- Liebe – Vertrauen – Vergebung

- Schlaf und Träume

Band III

- Religion – Glaube – Vertrauen
- Was ist der Glaube?
- Leben und Tod
- Karma und die Bedeutung für die Omniatherapie
- Beten und Vertrauen
- Zitate aus der Bibel
- Systemische Hintergründe
- Affirmationen und Suggestionen
- Hypnose und Trance
- Reframing in der Omniatherapie
- Voraussetzungen für die Omniatherapie
- Die 30 Stufen der Omniatherapie
- Technische Hilfsmittel
- Anwendungsgebiete der Omniatherapie

Nach Einschätzung meiner Frau ist Band I etwas "mühsam" zu lesen, weil die wissenschaftlichen Themen sehr im Vordergrund stehen. Man merkt evtl., dass ich u.a. Physik studieren durfte. Ich halte es trotzdem für richtig, so dezidiert auf die wissenschaftlichen Hintergründe der Herleitung der Omniatherapie einzugehen, weil dies nach meiner Einschätzung dazu beiträgt, das Gesamtkonzept besser nachvollziehen zu können.

Kurz zusammen gefasst: Sie finden Informationen rund um das Thema Omniatherapie zur Auflösung unterbewusster Traumata, um Symptome und Krankheiten überflüssig zu machen, sowie Erfolgsblockaden und Glaubenssätze aufzulösen, die zu physischen oder psychischen Problemen führen.

Die Einsatzbereiche der Omniatherapie sind vielfältig und beschränken sich nicht auf die gesundheitliche Ebene, sondern zeigen auch Erfolg im Businessbereich, z.B. im Kontext einer Mediation zur Harmonisierung von zwischenmenschlichen Dissonanzen oder bei Mitarbeitertrainings.

Inhaltlich wird bei den im Anhang aufgeführten Begriffen u.a. auf Inhalte aus Wikipedia zugegriffen, um ohne eine vorgefasste Meinung oder eine subjektive Beeinflussung neutrale Informationen und Kenntnisse zusammen zu führen und aufzubereiten.

Ich spreche übrigens immer von Bewusstsein und Unterbewusstem und nicht von Bewusstsein und Unterbewusstsein, wie dies viele andere Autoren machen. Hintergrund ist, dass das Unterbewusste kein "sein" hat, sondern in Abgrenzung zum Bewusstsein (Ego) als etwas "Abstraktes" bzw. "Unpersönliches" anzusehen ist.

Ich wünsche Ihnen viel Spaß beim informativen Lesen und freue mich auf Ihre Anregungen und Fragen.

Herzlichst Ihr
Thomas A. M. Windelschmidt

4. Zum Inhalt

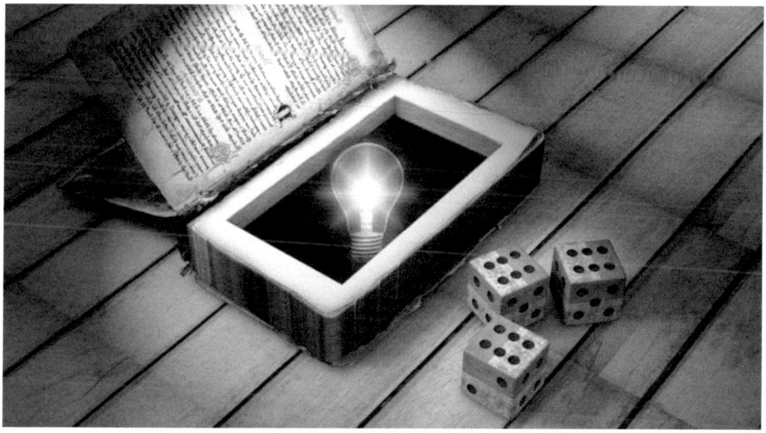

4.1. Was finden Sie in diesem Buch?

In diesem Buch sowie den beiden folgenden Büchern, die aufeinander aufbauen und als "Trinität" komplett sind, finden Sie möglichst neutrale, objektive und unvoreingenommene Informationen rund um die Omniatherapie. Band 1 behandelt folgende Themenbereiche:

- Die Medizin
- Physische Heilansätze
- Psychische Heilansätze
- Physikalische Hintergründe

- Biologische Hintergründe
- Gesundheit - Krankheit – Symptome
- Körper – Geist – Seele
- Psyche: Bewusstsein und Unterbewusstes
- Körper und Unterbewusstes
- Traumata

Diese Themenbereiche beleuchte ich zumindest übersichtsweise, weil sie für das Verständnis der Herleitung der Omniatherapie von Bedeutung sind. Die Bücher 2 und 3 bauen darauf auf und beleuchten andere Facetten der Herleitung und der Vorgehensweise.

Sollten Sie Fragen oder einen konkreten Bedarf an einem Omniatherapie für sich persönlich, eine Person in Ihrer Verwandtschaft oder Bekanntschaft oder auch für Mitarbeiter Ihrer Firma haben, dann empfehle ich Ihnen einen Besuch der Seite omniatherapie.de.

4.2. Was ist oder macht ein Omniatherapeut?

Ein Omniatherapeut verfolgt ein holistisches Denken und nimmt alles, also insbesondere einen Menschen, in seiner Ganzheit wahr

Körper - Geist - Seele

und versucht, als "ein Werkzeug" den Patienten bei der Lösung von Problemen auf allen Ebenen zu unterstützen.

Diese dreiteilige ganzheitliche Betrachtungsweise (Trinität) betrifft nicht nur die Ebenen aus Körper, Geist und Seele, sondern auch:

Zeugung - Leben - Tod

Unterbewusstes - Wachbewusstsein - Überbewusstsein

Vergangenheit - Gegenwart - Zukunft

Im Fokus steht dabei die Psyche bzw. genauer das Unterbewusste des Hilfesuchenden. Ziel ist es, herauszufinden, welche Gedanken und Gefühle dazu geführt haben, Probleme im Hier und Jetzt zu manifestieren, um in einem zweiten Schritt zu versuchen, diese unbewussten Abläufe liebevoll aufzulösen.

In jedem Fall muss eine Voraussetzung für eine erfolgreiche Umsetzung unabdingbar gegeben sein, nämlich das „Wollen" der beteiligten Personen, etwas Neues zuzulassen, um damit eine gewünschte Veränderung überhaupt erst zu ermöglichen. Wenn dies der Fall ist, sind phantastische Ergebnisse möglich, die mich jedes Mal aufs Neue überraschen.

5. Die Medizin

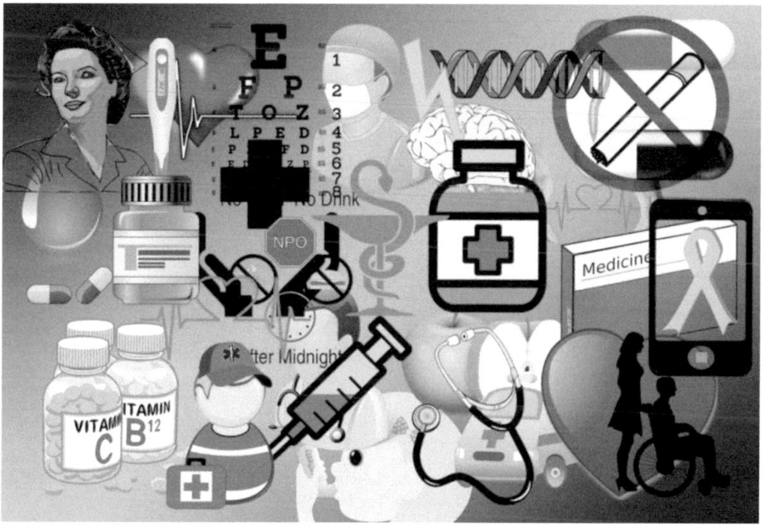

5.1. Was versteht man eigentlich unter Medizin?

Wie immer, so ist es erst recht bei dem Begriff Medizin wichtig, zu definieren, was damit gemeint ist. Was verstehen wir unter Medizin? Bei Wikipedia findet man folgende Definition:

> Die Medizin (von lateinisch medicina bzw. ars medicina, „ärztliche Kunst" die „Heilkunde", von mederi, ‚heilen' - zu indogermanisch med-, ‚Heilkundiger') ist die Lehre von der Vorbeugung, Erkennung und Behandlung von Krankheiten und Verletzungen bei Menschen

und Tieren. Sie wird von Ärzten, von den Angehörigen weiterer anerkannter Heilberufe, und von anderen Therapeuten wie den in Deutschland zugelassenen Heilpraktikern ausgeübt mit dem Ziel, die Gesundheit der Patienten wiederherzustellen oder zu erhalten. Zum Bereich der Medizin gehören neben der Humanmedizin die Zahnmedizin, die Veterinärmedizin (Tierheilkunde/ Tiermedizin), in einem weiteren Verständnis auch die Phytomedizin (Bekämpfung von Pflanzenkrankheiten und Schädlingen). In diesem umfassenden Sinn ist Medizin die Lehre vom gesunden und kranken Lebewesen.

Die Kulturgeschichte kennt eine große Zahl von unterschiedlichen medizinischen Lehrgebäuden, beginnend mit den Ärzteschulen im europäischen und asiatischen Altertum, bis hin zur modernen Vielfalt von wissenschaftlichen und alternativen Angeboten. Die Medizin umfasst auch die anwendungsbezogene Forschung ihrer Vertreter zur Beschaffenheit und Funktion des menschlichen (Humanmedizin von lateinisch humanus) und tierischen Körpers (Veterinärmedizin) in gesundem und krankem Zustand, mit der sie ihre Diagnosen und Therapien verbessern will. Die wissenschaftliche Medizin bedient sich dabei der Grundlagen, die Physik, Chemie, Biologie und Psychologie erarbeitet haben.

Die Lehre von der Heilkunst wird selten auch die Iatrik genannt (ausgesprochen látrik, vom griechischen substantivierten Adjektiv ἰατρική [τέχνη], altgriechische

Aussprache iatrikḗ [téchnē], „ärztliche Kunst" oder „ärztliches Handwerk"; häufiger in Zusammensetzungen wie „iatrogen", „Pädiatrie", „psychiatrisch").[1]

5.2. Entwicklungsschritte der Medizin

Wenn man die Entwicklungsgeschichte der Medizin der letzten rund 150 Jahre betrachtet, so kann man folgende Kategorisierung vornehmen:

Mechanistische Medizin (etwa ab 1860)

Im Mittelpunkt stehen Therapien wie Drogen, Chirurgie, Akupunktur, Homöopathie, Kräuter, Medikamente, Bestrahlung. Es gelten die klassischen Gesetze von Energie und Materie, sowie determistische, kausale Prinzipien. Außen vor gelassen werden Geist und Bewusstsein.

Geist-Körper-Medizin bzw. Gehirn-Körper-Medizin (etwa ab 1950)

Der Kern von wissenschaftlichen Untersuchungen ist wie Gedanken, Gefühle, Wahrnehmungen, Einstellungen und Glauben den Körper und die Heilung beeinflussen. Die Gedanken werden als ursächlich anerkannt. Es entstehen Therapieansätze wie Psychoneuroimmunologie, Counselling, Hypnose, Biofeedback, Entspannungsmethoden, sowie al-

1 https://de.wikipedia.org/wiki/Medizin

ternative Methoden, die eine Visualisierung zum Inhalt haben. Das Bewusstsein wird immer orts- und zeitgebunden betrachtet.

Transpersonale Medizin

In der transpersonalen Medizin wird das Bewusstsein einer Person, als auch zwischen Personen als wichtig erachtet. Insbesondere ist das Bewusstsein weder räumlich noch zeitlich gebunden, sondern generell unendlich in Raum und Zeit. Dadurch werden Fernheilungen durch Raum und Zeit möglich bzw. erklärbar. Alle Bewusstseine insgesamt werden als eins betrachtet. Nicht das Gehirn ruft Änderungen im Körper hervor, sondern das Bewusstsein. Zur transpersonalen Medizin gehören Therapien, bei der verschiedene Bewusstseine kommunizieren: Fernheilung, Fürbitten, Schamanismus, Ferndiagnose, Therapeutic Touch und auch das Reframingcoaching bzw. insbesondere die Omniatherapie.

5.3. Ist die Schulmedizin das Maß der Dinge?

- „Ärzte geben Medikamente, von denen sie wenig wissen, in Menschenleiber, von denen sie noch weniger wissen, zur Behandlung von Krankheiten, von denen sie überhaupt nichts wissen."

Dieser Ansicht von Voltaire folge ich nicht, aber es stellt sich die Frage, was die Schulmedizin tatsächlich „weiß". So sagte Mario Marenco (* 1933) überspitzt:

- Heute würde Lazarus nicht mehr auferstehen - dazu hat die Medizin zu viele Fortschritte gemacht.

Das Wissenschaftliche Institut der Ortskrankenkassen stellte – quasi als Bestätigung der Worte von Mario Marenco – fest:

- "Die Lebenserwartung der Bevölkerung sinkt ziemlich proportional mit der Zahl der Einwohner pro Arzt, also mit zunehmender Arztdichte."[2]

Im Talmud, der mündlichen Lehre der Gesetze und religiösen Überlieferungen des Judentums nach der babylonischen Gefangenschaft, steht:

- „Die Wissenschaft hat nur bei dem Bestand, der weiß, dass er nichts weiß."

Da ich selbst u.a. eine Naturwissenschaft, nämlich Physik, studiert habe, kann ich aus vollster Überzeugung unterstreichen, dass die Wissenschaft nichts „weiß", sondern in erster Linie „annimmt" und Hypothesen bzw. in der Folge Theorien aufstellt, die das Gesehene beschreiben und erklären sollen. Sobald ein Umstand eintritt, der der Theorie widerspricht, z.B. eine der Theorie entgegenstehende Beobachtung gemacht wird, wird diese Theorie ad acta gelegt oder zumindest angepasst.

[2] http://www.spiegel.de/spiegel/print/d-14326422.html

Insofern „weiß" auch die Schulmedizin nichts, sondern sie schlussfolgert aus Beobachtungen und stellt Theorien auf, die solange als gültig anerkannt bleiben, bis etwas Neues beobachtet wird, was nicht zur bisherigen Theorie passt. Die Schulmedizin ist dementsprechend immer nur ein Abbild des aktuellen „Status quo" bzw. des derzeitigen „Wissens"-standes.

5.4. Paradigmenwechsel

Wenn die Wissenschaft sich immer weiterentwickelt und das „Wissen korrigiert" wird, ist es absolut wissenschaftlich, offen für Neues zu sein und sein eigenes aktuelles Weltbild bzw. alles Gelernte zu hinterfragen und ggfs. abzulegen. Das, was vor hundert Jahren der Stand der Medizin war, wird heute zumeist als überholt betrachtet. In hundert Jahren wird man womöglich über den heutigen Stand der medizinischen Wissenschaft lächeln.

Dabei gibt es grundsätzlich zwei Wege, Neuerungen einfließen zu lassen:

1.) Die Grundannahme wird neu formuliert

Falls eine Grundannahme, also ein Paradigma, weichen soll, ist dies für die Wissenschaft oder die betroffenen Verfechter dieser Weltsicht äußerst schwierig zu akzeptieren bzw. umzusetzen. So wurde z.B. das Paradigma der Geozentrik gegenüber der neuen Anschauung der Heliozentrik nur äußerst widerwillig angenommen. Insbesondere die christliche Kirche kämpfte vehement gegen diesen Paradigmenwechsel.

2.) **Anpassungen von oder an bestehende Grundannahmen**

Anpassungen an bestehende Paradigmen werden dagegen deutlich einfacher akzeptiert. So werden z.B. technische Neuerungen, die zum bestehenden Weltbild passen, es aber nur ggfs. ergänzen oder mit kleinen Korrekturen erklären, viel schneller von der Wissenschaft angenommen.

- „Einer neuen Wahrheit ist nichts schädlicher als ein alter Irrtum."

Ganz nach dem Motto „Wer nicht mit der Zeit geht, geht mit der Zeit" plädiere ich in allen Bereichen, nicht nur in der Wissenschaft, dafür, offen für Neues zu sein und auch noch nicht Bewiesenes für möglich zu halten und das eigene Weltbild zu hinterfragen. Ist alles möglich? Ich denke Ja!

Heißt das aber, dass die Schulmedizin schlecht ist. Auf keinen Fall, ganz im Gegenteil! Ich bewundere aufrichtig, auf welchem wissenschaftlichen und technischen Stand sich die heutige Schulmedizin bewegt und was sie möglich macht. Wenn ich einen Beinbruch erleiden oder eine Blinddarmentzündung bekommen würde, dann bin ich schon heute froh darüber, dass es Mediziner gibt, die mir mit unfassbarem Know-how helfen können.

5.5. Alternative Behandlungsmethoden

Parallel zur Schulmedizin halte ich es jedoch für geboten, offen für alternative Behandlungsmethoden zu sein. Praktisch alles, was ich in diesem Bereich kennengelernt hat, wird zwar nicht unbedingt von der Schulmedizin akzeptiert, aber das heißt beileibe nicht, dass keine Erfolge damit zu erreichen sind. Es gibt hierfür ein ganz einfaches Prinzip.

- „Wer heilt, hat recht!"

Wie gesagt, „weiß" die Wissenschaft nichts. In hundert Jahren wird man evtl. Heilansätze wie Homöopathie, Radionik usw. für völlig normal und „Kern der Schulmedizin" erachten. Wer weiß ...

5.6. Wo steht die Omniatherapie?

Das Omniatherapie gehört, geschichtlich betrachtet z.T. zur Geist-Körper-Medizin (bzw. Gehirn-Körper-Medizin) und z.T. zur transpersonalen Medizin. So wird z.B. bei der Herangehensweise angenommen (und auch erlebt), dass man mit einer zeitreisenden Vergeben-mit-Liebe-Substitution das Gefühl der in einer Situation beteiligten Personen rückwirkend ändern und damit gefühlte Auswirkungen auf das „Hier und Jetzt" erreichen kann.

Dazu werden systemische Energien und deren Auswirkungen auf das Denken und Fühlen aller involvierten Personen betrachtet, sowie während einer Körperreise bzw. in einer Tranceinduktion Rollen übernommen und Situationen gemeinsam mit dem Protagonisten neu bewertet.

Die Omniatherapie kann man als eine 1-Personen-Familienaufstellung betrachten, bei der sich der Therapeut in alle beteiligten Rollen und ggfs. traumatisch empfundenen Situationen einfühlt, mittels Körperreisen die Körperkomponente identifiziert und den Protagonisten innerhalb einer Trance-Unterbewusstes-Betrachtung zu einer Neubewertung und anschließenden Zeitreise-Vergebung-Auflösung führt. Kompliziert? Es wird im weiteren Verlauf der drei Bücher ausführlich erläutert.

6. Physische Heilansätze

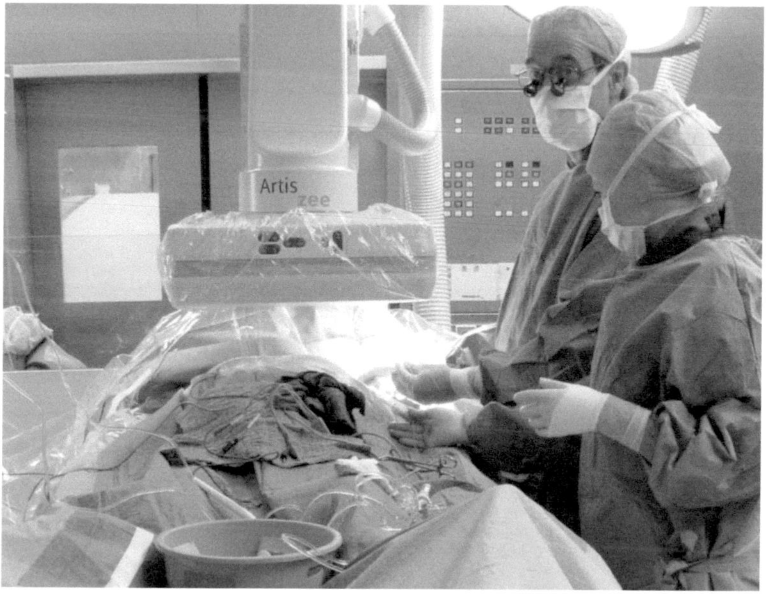

Die beiden bekanntesten Heilansätze sind die Allopathie (Schulmedizin) und die Homöopathie, die im Folgenden kurz beschrieben werden. Daneben gibt es jedoch viele weitere Heilansätze und Untergebiete, die den Rahmen dieser Einführung jedoch sprengen würden.

6.1. Allopathie

Hierzu findet man z.B.:

> Allopathie (von altgriechisch ἄλλος állos ‚anders beschaffen, verschieden' sowie πάθος páthos ‚Leiden'), auch Allöopathie, war ursprünglich eine Bezeichnung Samuel Hahnemanns, des Begründers der Homöopathie, für bestimmte nicht-homöopathische Behandlungsmethoden. Später weitete Hahnemann den Begriff auf alle damals etablierten, an medizinischen Schulen gelehrten Therapieformen (die „bisherige Arzneischule") aus, die von Hahnemann abwertend auch „Schulmedizin" genannt wurden. Gegenwärtig wird das Wort Allopathie allgemein gegen die Heilkunde verwendet, die nach wissenschaftlichen und evidenzbasierten Grundsätzen gelehrt wird, gelegentlich auch von Befürwortern anderer alternative Therapieansätze, die der Homöopathie widersprechen.[3]

Die Allopathie bzw. Schulmedizin ist vor allem immer da sinnvoll, wenn es darum geht, physische Defekte zu behandeln, also körperliche Einschränkungen, die auf Unfälle, Vergiftungen usw. zurückzuführen sind oder bei denen eine Sofortbehandlung notwendig ist, z.B. bei einer Lungenentzündung, bei einem entzündeten Wurmfortsatz (im Normalfall Blinddarm genannt) oder bei einem Darmverschluss etc. Diese Liste lässt sich fast beliebig ergänzen.

6.2. Homöopathie

Hierzu findet man z.B. folgende Beschreibung:

---

[3] https://de.wikipedia.org/wiki/Allopathie

Die Homöopathie [ˌhomøopaˈtiː] (von altgriechisch ὅμοιος hómoios ‚gleich, gleichartig, ähnlich' sowie πάθος páthos ‚Leid, Schmerz, Affekt, Gefühl'; wörtlich also „ähnliches Leiden") ist eine alternativmedizinische Behandlungsmethode, die auf den ab 1796 veröffentlichten Vorstellungen des deutschen Arztes Samuel Hahnemann beruht. Ihre namensgebende und wichtigste Grundannahme ist das von Hahnemann formulierte Ähnlichkeitsprinzip:

- „Ähnliches möge durch Ähnliches geheilt werden" (similia similibus curentur, Hahnemann).

Danach solle ein homöopathisches Arzneimittel so ausgewählt werden, dass die Inhaltsstoffe der Grundsubstanz unverdünnt an Gesunden ähnliche Krankheitserscheinungen (Symptome) hervorrufen könnten wie die, an denen der Kranke leidet, wobei auch der „gemütliche und geistige Charakter" des Patienten berücksichtigt werden solle. Hierzu wurden von Hahnemann und seinen Nachfolgern ausgedehnte Tabellen (Repertorien) erstellt, mit deren Hilfe der Homöopath den Patienten und seine Krankheitserscheinungen einem Arzneimittelbild zuordnen soll.[4]

6.3. Ayurveda

Was versteht man unter Ayurveda?

[4] https://de.wikipedia.org/wiki/Hom%C3%B6opathie

Ayurveda oder Ayurweda (Sanskrit, m., **आयुर्वेद** āyurveda, „Wissen vom Leben", von veda, ‚Wissen') ist eine traditionelle indische Heilkunst, die bis heute viele Anwender in Indien, Nepal und Sri Lanka hat.

Wörtlich übersetzt bedeutet Ayurveda Lebensweisheit oder Lebenswissenschaft. Der Begriff stammt aus dem Sanskrit und setzt sich aus den Wörtern Ayus (Leben) und Veda (Wissen) zusammen. Ayurveda ist eine Kombination aus Erfahrungswerten und Philosophie, die sich auf die für menschliche Gesundheit und Krankheit wichtigen physischen, mentalen, emotionalen und spirituellen Aspekte konzentriert. Dadurch hat Ayurveda einen ganzheitlichen Anspruch.

In Asien, insbesondere in Indien, wird Ayurveda als Heilmethode auch wissenschaftlich gelehrt und von der Bevölkerung akzeptiert. Im westlichen Kulturkreis dagegen setzt man Ayurveda zumeist für Wellness-Zwecke ein, was in Asien erst durch den wachsenden Tourismus zum Thema wurde.

Ayurveda ist keine therapeutische Einzelmaßnahme, sondern ein ganzheitliches System und gehört in den Bereich der traditionellen Alternativmedizin. Mit naturwissenschaftlichen Erkenntnissen ist Ayurveda vielfach nicht vereinbar. Wirkungsnachweise nach den Grundprinzipien der evidenzbasierten Medizin sind kaum oder nicht vorhanden.

Die ältesten Vorstellungen einer Medizin in Indien sind aus der vedischen Zeit ab ungefähr der Mitte des 2. Jahrtausends v. Chr., vor allem im Atharvaveda, überliefert. Eine hiervon unterscheidbare Phase der medizinischen Sanskritliteratur, die Ayurveda genannt wird, beginnt mit der christlichen Zeitrechnung und ist zuerst in Samhitas enthalten, die Ärzten wie Charaka und Sushruta zugeschrieben werden.

Zentrale Elemente des Ayurvedas sind:

1. Ayurveda-Massage und -Reinigungstechniken

2. die Ernährungslehre

3. spirituelle Yogapraxis

4. Pflanzenheilkunde

David Frawley, ein zeitgenössischer amerikanischer Ayurveda-Experte, schreibt:

- „Die Grundregel lautet: Was immer wir selbst tun können, um unsere eigene Gesundheit zu stärken, wirkt besser als das, was andere für uns tun."

- Krankheit wird „als die höchste Form des Asketentums" betrachtet.

In der Typologie spricht man von drei unterschiedlichen Lebensenergien, den sogenannten Doshas:

1. Vata (Wind, Luft und Äther), das Bewegungsprinzip

2. Pitta (Feuer und Wasser), das Feuer- bzw. Stoffwechselprinzip

3. Kapha (Erde und Wasser), das Strukturprinzip

Dosha bedeutet wörtlich übersetzt „Fehler(potential)". Diese kommen nach ayurvedischer Vorstellung in jedem Organismus vor, da sie gemeinsam alle Vorgänge des Organismus ermöglichen.

In einem gesunden Organismus sollten sich diese „Energien" in einem harmonischen Gleichgewicht befinden, da sie sonst Fehler im System hervorrufen. Im Gesamteindruck gibt es bei jedem Individuum ein oder zwei generell vorherrschende Doshas, seltener sind alle drei gleich stark ausgeprägt. Es ist für den Arzt wichtig zu wissen, welche Doshas bei einem Menschen vorherrschen, weil jeder Typ andere Medikamente und Behandlungen benötigt.

Der Arzt stellt das aktuelle Verhältnis der Doshas zueinander mittels Blickdiagnose, Befragung und der ayurvedischen Pulsdiagnose (Nadivigyan, im Sharagadhara Samhita beschrieben) fest. Wie das Verhältnis der Doshas zueinander sein sollte, wird in Indien zusätzlich aus dem astrologischen Horoskop des Patienten (Prakriti-Analyse) abgeleitet. Um diese rechte

Balance wiederherzustellen und angesammelte Schlacken auszuleiten, werden Ernährungstherapie, Ordnungstherapie, Pflanzenheilkunde und bestimmte Reinigungsverfahren (Panchakarma) eingesetzt. Zu diesen Panchakarma gehören Fasten, Bäder, Einläufe, therapeutisches Erbrechen und Aderlass, außerdem noch Massagen, Yoga- und Atemübungen, Farb- und Musiktherapie und der Einsatz vieler ayurvedischer Arzneimittel.

Das Leben ist eine Einheit von Körper, Sinnen, Verstand und Seele. Der Mensch setzt sich aus den drei Doshas, den sieben Basisstoffen (Rasa, Rakta, Mansa, Meda, Asthi, Majja und Shukra) und den Abfallstoffen des Körpers (Fäkalien, Urin, Schweiß) zusammen. Das Wachsen und der Verfall des Menschen und seiner Bestandteile hängen mit der Nahrung zusammen aus der Basisstoffe, Dhatus, und Abfallprodukte, Mala, entstehen. Nahrungsaufnahme, Verarbeitung, Absorption, Assimilation und Stoffwechsel haben Auswirkungen auf Gesundheit und Krankheit, die maßgeblich von physiologischen und psychischen Mechanismen und vom Element Feuer (Agni) beeinflusst werden.

Im Ayurveda ist alles im Universum aus den sog. neun Substanzen (Dravyas) zusammengesetzt: den fünf Elementen („Pancamahabhutas"), plus dem Geist „Manas", der Seele „Atman", dem Raum „Dik" und der Zeit „Kala". Die fünf Elemente – Wasser, Erde, Feuer, Luft und Äther – sind in jedem Stoff in unterschiedlicher Proportion vertreten, sodass sich jeder Stoff durch seine Anteile dieser Elemente kategorisieren lässt. Demzufolge sind auch alle Lebewesen aus diesen Elementen zusammengesetzt.

Gesundheit und Krankheit hängen vom Vorhandensein eines ausgeglichenen Gleichgewichts des Ganzen und seiner Bestandteile ab. Innere und äußere Einflüsse können für das fehlende Gleichgewicht verantwortlich sein. Der Gleichgewichtsverlust kann durch Diäten, unerwünschte Angewohnheiten, Nichtbeachtung der Regeln für gesundes Leben und aus vielen anderen Gründen entstehen.

Das Ziel der ayurvedischen Heilkunst ist die Vermeidung von ernsthaften Erkrankungen, indem man versucht, den Auslöser der Erkrankung zu verstehen, erste, unspezifische Anzeichen zu erkennen und den Boden für einen Ausbruch zu entziehen. Dies geschieht vor allem durch die Bemühung um die für den jeweiligen Patienten „richtige" Ernährung und Lebensweise, sowie das Ziel, ungesunde Gewohnheiten aufzugeben. Dazu gibt es eine Reihe von Behandlungen, die vor allem dem Körper dabei helfen sollen, das richtige Verhältnis der drei Doshas zu erhalten oder wiederzuerlangen. Bekannt sind etwa die diversen Öl- und Pulvermassagen und das Panchakarma, ein aus fünf Teilen bestehendes Reinigungsprogramm (Panch heißt auf Hindi „fünf", Karma bedeutet „Handlung, Behandlung").

Die Teilbereiche des Ayurveda, z.B. die Essenslehre, sind sehr umfangreich. Es lohnt sich, sich intensiver und ausführlicher damit zu befassen.

Die Omniatherapie beinhaltet Teile des Ayurveda, z.B. dass man versucht, den Auslöser eines Symptoms (z.B. einer Krankheit) zu verstehen und die Ursache aufzulösen. Die Vorgehensweise unterscheidet sich dabei dahingehend, dass bei der Omniatherapie in erster Linie die Verantwortung für das eigene Leben verdeutlicht und das Denken und Fühlen auf der unbewussten Ebene positiv subsituiert wird.

6.4. Traditionelle Chinesische Medizin (TCM)

Was versteht man unter Traditioneller Chinesischer Medizin (TCM)?

> Als traditionelle chinesische Medizin, TCM oder chinesische Medizin (chinesisch 中醫 / 中医, Pinyin zhōngyī) wird jene Heilkunde bezeichnet, die sich in China seit mehr als 2000 Jahren entwickelt hat. Ihr ursprüngliches Verbreitungsgebiet umfasst den ostasiatischen Raum, insbesondere Vietnam, Korea und Japan. Auf dieser Grundlage entwickelten sich spezielle Varianten in diesen Ländern. Besonders bekannt ist die japanische Kampo-Medizin.
>
> Der Begriff 中醫 / 中医 zhōngyī ist richtigerweise mit chinesische Medizin zu übersetzen. Die im Westen gebräuchliche Bezeichnung traditionelle chinesische

Medizin bzw. TCM enthält das im Chinesischen bei diesem Ausdruck nicht verwendete Wort traditionell.

Zu den therapeutischen Verfahren der chinesischen Medizin zählen vor allem deren Arzneitherapie und die Akupunktur sowie die Moxibustion (Erwärmung von Akupunkturpunkten). Zusammen mit Massagetechniken wie Tuina Anmo und Shiatsu, mit Bewegungsübungen wie Qigong und Taijiquan und mit einer am Wirkprofil der Arzneien ausgerichteten Diätetik werden die Verfahren heute gerne als die fünf Säulen der chinesischen Therapie bezeichnet.

Die TCM ist die traditionelle Medizin mit dem größten Verbreitungsgebiet, besonders die Akupunktur wird heute weltweit praktiziert.

Die TCM gilt als alternativ- oder komplementärmedizinisches Verfahren.

Das größte einschlägige Forschungszentrum ist die Chinesische Akademie für traditionelle chinesische Medizin.

Von wissenschaftlicher Seite, insbesondere der evidenzbasierten Medizin, wird die therapeutische Wirksamkeit vieler Behandlungsmethoden der TCM bezweifelt und etliche Behandlungsmethoden als pseudowissenschaftlich betrachtet. Dennoch haben sich einige Behandlungsmethoden der TCM mittlerweile in der westlichen Heilkunde etabliert, z.B. die Akupunktur.

2002 veröffentlichte die WHO eine Indikationsliste für Akupunktur, auf der diese bei 28 Krankheitsbildern empfohlen wird. Kritiker gehen davon aus, dass in diesem Fall die WHO von Akupunkturbefürwortern, die zu dieser Zeit eine Machtposition in der Organisation erlangen konnten, instrumentalisiert wurde.

Das historische Quellenmaterial erstreckt sich über mehr als drei Jahrtausende. Diese Zeitspanne ist grob in drei Sozialepochen zu gliedern:

1. die vorkonfuzianische der Shang- (etwa 1500 bis 1050) und Zhou- (1050 bis 256 vor unserer Zeitrechnung) Dynastien,

2. die konfuzianische Epoche bis zum Beginn des 20. Jahrhunderts und

3. die nachkonfuzianische Epoche der Republik China und der Volksrepublik China.

Auf konzeptioneller Ebene findet sich eine Vielzahl unterschiedlicher Heilsysteme, die mit wenigen Ausnahmen bis in die Gegenwart überliefert und praktiziert wurden. Nebeneinander, teils in einem und demselben medizinischen Werk, finden sich Theorien, die die Verursachung der Krankheiten auf Sündenfall, Dämoneneinfluss, Abweichung von normgerechtem Lebensstil oder Böswilligkeit verstorbener Ahnen oder Mitmenschen zurückführten. Sie lassen sich aber auch den unterschiedlichen Epochen und verschiedenen gesellschaftlichen Gruppen zuordnen.

Seit den 1950er-Jahren fand die TCM zunehmendes Interesse im westlichen Kulturkreis. In Deutschland hatten naturheilkundlich ausgerichtete Ärzte und Heilpraktiker wie Gerhard Bachmann, August Brodde, Heribert Schmidt, Erich Stiefvater Teile von ihr rezipiert.

Die Heilpraktiker Hörner und Korn waren als Ausbilder in den ersten Kursen tätig, die Anfang der 1950er Jahre unter Leitung von Dr. Stiefvater stattfanden. Ihre Kenntnisse bezogen sie aus Vietnam und Japan und inkorporierten neue Erkenntnisse von Sinologen.

Zur Verbreitung der TCM haben unter anderem die Werke von Manfred Porkert beigetragen. Seine „Klinische Chinesische Pharmakologie" von 1978 zum Beispiel bietet zum ersten Mal eine umfassende Beschreibung der Wirkungen von chinesischen Arzneien in einer westlichen Sprache.

Mit der politischen Öffnung Chinas und den damit einhergehenden Reiseerleichterungen erlebte vor allem die Akupunktur seit den 1970er-Jahren einen regelrechten Boom. Als Auslöser gilt der Bericht eines amerikanischen Journalisten über die erfolgreiche Akupunktur-Schmerzbehandlung nach seiner eigenen Blinddarm-Operation während eines Chinabesuchs im Jahr 1971.

> Einer der großen Protagonisten der TCM unter den China-Reisenden von damals ist der Nordamerikaner Ted J. Kaptchuk, dessen 1983 erschienenes Buch „The Web That Has No Weaver" (dt.: Das große Buch der chinesischen Medizin 1988) wesentlich zur Popularität der TCM beigetragen hat.[5]

Man könnte zur Traditionellen Chinesischen Medizin noch viel mehr erläutern, aber mir geht es bei der Betrachtung der verschiedenen Heilansätze nicht um eine Detailanalyse, sondern nur darum, einen Überblick über viele verschiedene Vorgehensweisen zu verschaffen. Es gibt nicht "die eine" Medizin, sondern eine ganze Reihe unterschiedlicher Konzepte, die jede für sich ihre Berechtigung haben.

6.5. Yoga

Was versteht man unter Yoga?

> Yoga oder germanisiert Joga (Sanskrit, m., **योग**, yoga; von yuga ‚Joch', yuj für: ‚anjochen, zusammenbinden, anspannen, anschirren') ist eine indische philosophische Lehre, die eine Reihe geistiger und körperlicher Übungen wie Yama, Niyama, Asanas, Pranayama, Pratyahara, Kriyas, Meditation und Askese umfasst. Der Begriff Yoga kann sowohl „Vereinigung" oder „Integration" bedeuten, als auch im Sinne von „Anschirren" und „Anspannen" des Körpers an die Seele zur

[5] https://de.wikipedia.org/wiki/Traditionelle_chinesische_Medizin

Sammlung und Konzentration bzw. zum Einswerden mit dem Bewusstsein verstanden werden. Da jeder Weg zur Selbsterkenntnis als Yoga bezeichnet werden kann, gibt es im Hinduismus zahlreiche Namen für die verschiedenen Yoga-Wege, die den jeweiligen Veranlagungen der nach Selbsterkenntnis Strebenden angepasst sind.

Bereits die älteren Upanishaden (ca. 700 v. Chr.) beschreiben Atemübungen und das Zurückziehen der Sinne (Pratyahara) in den Atman als Hilfsmittel der Meditation (Dhyana). Die mittleren Upanishaden, die um 400 v. Chr. entstanden, erwähnen mehrfach den Begriff Yoga und auch die wesentlichen Elemente des späteren Yoga-Systems. Der Yoga stand hierbei in enger Verbindung mit den Theorien, wie sie das philosophische System des Samkhya entwickelte, und bildete seine praktische Weiterführung.

Im indischen Epos Mahabharata um ca. 300 v. Chr. nimmt der Yoga bereits einen bedeutenden Platz ein und wird als praktisches Gegenstück zum theoretischen Sânkhya erwähnt. Während im Mahabharata und in den älteren Puranas der Weise (rishi) Kapila und andere als Begründer des Yogas genannt werden, erscheint an dieser Stelle in jüngeren Puranas Patanjali. Es darf jedoch angenommen werden, dass Patanjali die überlieferten Yoga-Lehren zwischen dem 2. Jahrhundert v. Chr. und 4. Jahrhundert n. Chr. zusammenfasste. Sein Werk besteht aus 194 kurzen, auf vier Bücher verteilten Merksprüchen (Sutras).

Die klassischen indischen Schriften beschreiben vier Yogawege:

1. Raja Yoga nennen sich die meditativ orientierten Stufen des Achtgliedrigen Yoga nach Patanjali (auch Ashtanga Yoga genannt: „Ashta" = acht, „Anga" = Teile).

2. Jnana Yoga (Yoga der Erkenntnis, intellektuelle Richtung)

3. Karma Yoga (Yoga der Tat, des selbstlosen Handelns)

4. Bhakti-Yoga (Yoga der Liebe/Verehrung/Hingabe an Gott oder eine Ishtadevata)

Nachdem Vasco da Gama 1498 den Seeweg nach Indien entdeckt hatte, trieben die Portugiesen Handelsgeschäfte und hielten sich mit einer christlichen Missionierung zurück. Die ab 1539 zunächst in Gestalt von Jesuitenmönchen aus Portugal nach Indien kommenden Missionare lehnten Yoga als Ausprägung des Hinduismus und damit als heidnisch ab. Ausgehend von Goa, der „Hauptstadt des Christentums in Asien", wurde bis 1774 darauf geachtet, dass die unter portugiesischer Herrschaft lebenden Inder der christlichen Religion folgten.

Auch englische Kolonialherren (1756–1947) waren dem Yoga gegenüber wenig offen. Yoga wurde als ein Teil der indischen Kultur angesehen, der mit den englischen Werten zu ersetzen war. Britische Missionare verbreiteten die anglikanische oder andere Protestantische Konfessionen.

Ursprünglich war Yoga ein rein spiritueller Weg, der vor allem die Suche nach Erleuchtung durch Meditation zum Ziel hatte. Die vielen Asanas entstanden erst im Laufe der Zeit. Ihr vorrangiges Ziel ist, den Körper so zu kräftigen und zu mobilisieren, dass er möglichst beschwerdefrei über einen längeren Zeitraum im Meditationssitz – z. B. Lotossitz – verweilen kann.

Mit der Zeit erkannte man immer mehr die positive Wirkung der körperlichen Übungen auf das gesamte Wohlbefinden des Menschen. Die Asanas wurden weiterentwickelt, und die körperliche Betätigung im Yoga bekommt in unserer Zeit einen immer höheren Stellenwert. Einen ersten Niederschlag findet diese Entwicklung in der Entstehung des Hatha Yoga. Die „Hathapradipika", ein Text aus dem 15. Jahrhundert, legt die Techniken dar, die den Körper als effektives Mittel zum Erreichen der existentiellen und spirituellen Ziele des Yoga einbeziehen.

Yoga ist eine der sechs klassischen Schulen (Darshanas) der indischen Philosophie. Es gibt viele verschiedene Formen des Yoga, oft mit einer eigenen Philosophie und Praxis. In Europa und Nordamerika wurden bis vor kurzem unter dem Begriff Yoga oft nur körperliche Übungen verstanden – die Asanas oder Yogasanas.

Einige meditative Formen von Yoga legen ihren Schwerpunkt auf die geistige Konzentration, andere mehr auf körperliche Übungen und Positionen sowie Atemübungen (Pranayama), andere Richtungen betonen die Askese. Die philosophischen Grundlagen des Yoga wurden vor allem von Patanjali im Yogasutra zusammengefasst, auch die Bhagavad Gita und die Upanishaden informieren über Yoga.

Yoga, wie er im Westen gelehrt wird, beruht auf einer modernen Form, die ab Mitte des 19. Jahrhunderts entstanden ist, oft gekennzeichnet durch eine Übernahme westlicher esoterischer Ideen, westlicher Psychologie, physischen Trainings und wissenschaftlicher Annahmen durch englischsprachige und westlich ausgebildete Inder. In diesen Fällen stellt moderner Yoga eher eine New-Age-Lebenseinstellung dar als eine Form hinduistischer Spiritualität. Traditioneller, indischer Yoga unterscheidet sich grundsätzlich vom westlichen, modernen Yoga und enthält sehr viel komplexere Lehren und Praktiken als die modernen Formen.

Der Yoga-Praktizierende und insbesondere ein Meister des Yoga wird Yogī (Sanskrit **योगी**) oder Yogın (**योगिन्**) genannt. Die weibliche Form ist Yoginī (**योगिनी**), was allerdings auch „Zauberin" bedeutet (siehe Yogini).

> Am 1. Dezember 2016 wurde Yoga als Immaterielles Weltkulturerbe der UNESCO anerkannt.[6]

Dass Yoga in den westlichen Kulturen inzwischen viel verbreitet ist, ist sicher auch auf die 1968-er-Generation zurück zu führen, als Themen wie Esoterik und New-Age immer populärer wurden. Denkweisen des Yoga ist insofern in das Konzept der Omniatherapie mit eingeflossen, als dass Unterbewusstes bewusst gemacht wird. Beim Yoga u.a. mittels Meditation, bei der Omniatherapie mit Tiefenentspannungs- und Hypnosetechniken.

6.6. Voodoo

Unter Voodoo versteht man häufig eine Kombination aus "schwarzer Magie", Hexerei, Menschenopfern u.v.m. Aber stimmt das tatsächlich? Was versteht man in Wirklichkeit unter Voodoo?

> Voodoo ['vu:du:], auch Vodun, Voudou, Wudu oder Wodu, ist eine synkretistische Religion, die sich ursprünglich in Westafrika entwickelte und heute auch in kreolischen Gesellschaften des atlantischen Raums und vor allem in Haiti beheimatet ist. Durch die Sklaverei kam die Praxis aus den traditionellen Religionen Westafrikas in die Karibik, wobei Elemente anderer Religionen – vorwiegend der christlichen – synkretistisch

[6] https://de.wikipedia.org/wiki/Yoga

eingemischt wurden. Weltweit hat Voodoo etwa 60 Millionen Anhänger.

Voodoo ist eine ursprünglich westafrikanische Religion. Das Wort „Voodoo" leitet sich aus einem Wort der westafrikanischen Fon für Geist ab und existierte möglicherweise schon vor mehreren tausend Jahren. Es wird oft stellvertretend für verschiedene afro-amerikanische Religionen benutzt.

Voodoo gehört in die Yoruba-Tradition. Die Yoruba durchquerten Afrika von Ägypten aus über eine Route, die Afrika von der Mitte des Nils bis Mitte des Nigers kreuzt. Auf diesem Gebiet des heutigen Nigeria befand sich eine Kultur, welche die heutige Wissenschaft als Nok-Kultur bezeichnet. Zwischen 200 und 500 vor Christus traf die Völkergruppe der Yoruba auf die Nok, und begann langsam mit dieser zu verschmelzen. Unter der Führung von König Oduduwa der Yoruba ließ sich sein Volk zu dieser Zeit in der schon bestehenden Stadt Ile-Ife nieder, welche als heilige Stadt der einheimischen Bevölkerung galt. Deren Nachkömmlinge eroberten die Landstriche, durch die sie zogen, und legten so den Grundstein des Yoruba-Reiches, welches den Voodoo weitertragen sollte.

Voodoo stellt gleichwohl eine synkretistische Religion aus vielfältigen afrikanischen, islamischen, katholischen und auch indianischen Elementen dar, die sich in Folge aus Herkunft und Geschichte der Sklaven in

Westindien ergab: Aus ihren afrikanischen Dorfgemeinschaften gerissen und zur Arbeit für die Kolonialisten und zum christlichen Glauben gezwungen, versuchten einige der Sklaven, ihre ursprüngliche Religion und die Hoffnung und Identität, die sie mit ihr verbanden, fortzuführen. So stehen etwa Bilder katholischer Heiliger im Voodoo oftmals als Stellvertreter für afrikanische Geistwesen mit ähnlichen Eigenschaften oder ähnlichem Symbolgehalt.

Voodoo wird heute hauptsächlich in den afrikanischen Staaten Benin, Ghana und Togo praktiziert, ferner im Karibikstaat Haiti – sowie teilweise in Haitis Nachbarstaat, der Dominikanischen Republik, wo viele Haitianer leben –, darüber hinaus teilweise auch in Louisiana (USA).

In Benin ist Voodoo zusammen mit Christentum und Islam eine offiziell anerkannte Religion, der 10. Januar jedes Jahres ist seit 1996 Voodoo-Feiertag, eingeführt von Präsident Nicéphore Dieudonné Soglo.

Am 4. April 2003 wurde Voodoo durch Präsident Jean-Bertrand Aristide zur offiziellen Religion in Haiti erhoben. Houngans, Bocore und Mambos haben seitdem in Haiti dieselben Rechte wie ihre katholischen Kollegen. Sie dürfen offiziell Ehen schließen, Taufen durchführen und Begräbnisse leiten.

Eng verwandte Religionen der Yoruba-Tradition werden in etwas abweichender Form und unter anderem

> Namen auf Kuba (Santería) und in Brasilien (Candomblé, Umbanda) praktiziert. In den unterschiedlichen Karibikstaaten entwickelte sich bedingt durch das unterschiedliche Verhalten der Sklavenhändler zu ihren Sklaven (und somit auch durch Unterschiede in der Vermittlung des katholischen Glaubens) der Voodoo anders als jener in Haiti.
>
> Die Religion Voodoo verbreitet sich weltweit, besonders im Ursprungskontinent Afrika, da sich vor allem die schwarze Bevölkerung wieder an ihre Wurzeln erinnert. In Haiti gehören schätzungsweise etwa Dreiviertel der Menschen dem Voodoo an. Gleichzeitig bekennen sich aber 90 Prozent auch zum katholischen Glauben[7].

Die Annahme, dass Voodoo etwas mit "schwarzer Magie" oder sogar Menschenopfern zu tun hat, ist falsch. Es gibt aber Rituale mit Tieropfern (rituelle Schlachtung).

Priester und Gläubige, die Voodoo-Praktiken einsetzen, um anderen zu schaden, werden Bocore genannt. Demgegenüber versteht sich der Houngan als jemand, der nur positive, moralisch vertretbare Ziele verfolgt. Frauen, die Voodoo praktizieren, werden grundsätzlich als Mambos bezeichnet.

[7] https://de.wikipedia.org/wiki/Voodoo

7. Psychische Heilansätze

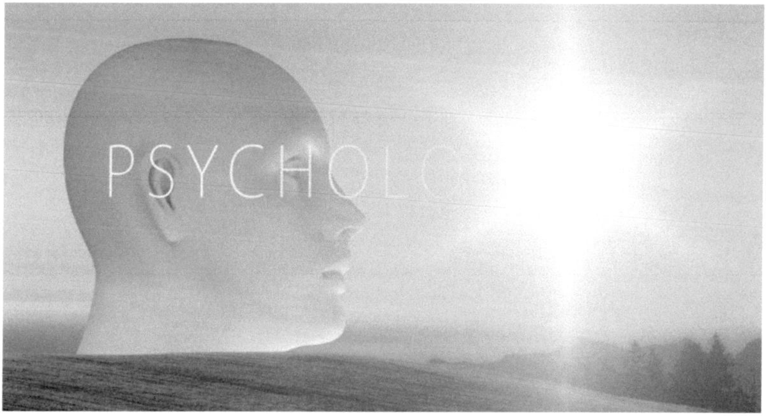

Die psychischen Heilansätze von den physischen Heilansätzen zu trennen ist eigentlich nicht zielführend, weil es viele Überschneidungen gibt. Trotzdem soll eine Übersicht über die wichtigsten Begriffe helfen, eine Einordnung zu ermöglichen. Darüber hinaus gibt es aber noch eine beinahe unzählige Anzahl von Therapien und Ansätzen.

7.1. Psychoanalyse

Jemand hat mal gesagt, die Psychoanalyse sieht den Wald vor lauter Bäumen nicht, weil nur als traumatisch empfundene Erlebnisse wirklich wichtig sind und nicht Trivialitäten. Die Schwierigkeit hierbei ist jedoch, dass man als Außenstehender nicht einschätzen kann, welches Erlebnis für jemanden unterbewusst als traumatisch oder zumindest extrem belastend empfunden wird.

Absolut jedes Erlebnis wird von jedem unterschiedlich bewertet und ist signifikant davon abhängig, welche Gefühle und Erfahrungen mit einer ähnlichen vorherigen Situation verknüpft werden. So wird der Mensch A zu dem Verlust eines Bonbons vielleicht sagen „Na und?", der Mensch B empfindet das gleiche Ereignis aber womöglich als niederschmetternd, weil er sich daran erinnert fühlt, dass ihm seine Mutter als kleines Kind ein Bonbon weggenommen hat, was damals als traumatisierend („Die Mama hat mich nicht lieb!") verankert wurde.

Man findet zu dem Begriff Psychoanalyse u.a.:

> Die Psychoanalyse (von griechisch ψυχή psychḗ ‚Atem, Hauch, Seele' und ἀνάλυσις analysis ‚Zerlegung', im Sinne von „Untersuchung, Enträtselung der Seele") ist eine psychologische Theorie und psychotherapeutische Behandlungsform, die um 1890 von dem Wiener Neurologen Sigmund Freud begründet wurde. Aus der Psychoanalyse haben sich später die verschiedenen Schulen der Tiefenpsychologie entwickelt. Der Begriff Psychoanalyse steht sowohl für das auf Freuds Theorien über die Psychodynamik des Unbewussten gegründete Beschreibungs- und Erklärungsmodell der menschlichen Psyche als auch für die analytische Psychotherapie und für die psychoanalytische Methodik, die sich auch mit der Untersuchung

kultureller Phänomene beschäftigt. In allen drei Aspekten wird die Psychoanalyse bis heute von Klinikern und Forschern weiterentwickelt und verändert. So ist die Psychoanalyse heute durch einen theoretischen, methodischen und therapeutischen Pluralismus charakterisiert.[8]

7.2. Psychotherapie

Eine einfache Form der Psychotherapie wird im Film „Crocodile Dundee" vorgestellt. Wally, ein enger Freund von Crocodile Dundee, ist der "Psychiater". Dem erzählt man etwas, dann weiß es jeder, und damit ist es erledigt. Ganz so leicht funktioniert es natürlich nicht, aber der Ansatz ist nicht ganz falsch. Zum Begriff Psychotherapie findet man u.a. als Erläuterung:

> Psychotherapie kann einerseits als die Tätigkeit zur Feststellung, Heilung oder Linderung von psychischen Störungen mit Krankheitswert beschrieben werden (von griechisch ψυχή psychḗ ‚Atem, Hauch, Seele' und θεραπεύειν therapeúein ‚pflegen, sorgen'), andererseits ist Psychotherapie ein Synonym für die Lehre von der psychotherapeutischen Behandlung bzw. Heilung des erkrankten Menschen (aus altgriechisch θεραπεία therapeia „Heilung" in Zusammensetzung mit ψυχή psychē). Sie wird von Psychotherapeuten und von Heilpraktikern ausgeübt mit dem Ziel, mittels

[8] https://de.wikipedia.org/wiki/Psychoanalyse

> bestimmter Verfahren, Methoden und Techniken die Gesundheit der Patienten bzw. der unter Leidensdruck stehenden Klienten wiederherzustellen. Das Fachgebiet der Psychotherapie umfasst auch die Psychotherapieforschung.[9]

Die Psychotherapie behandelt Symptome (Probleme), was aber nicht zur Lösung der Ursache führt. Deshalb beschreitet die Omniatherapie andere Wege, nämlich das Aufspüren und Auflösen der tief verborgenen Ursachen.

Die bekanntesten Vertreter der Psychotherapie sind Sigmund Freud und Carl Gustav Jung.

7.3. Verhaltenstherapie

Die Verhaltenstherapie als Teil der Psychotherapie hat ihren Ursprung in der Lerntheorie. Das Konzept geht davon aus, dass ein Verhalten, das zu einer Störung führt oder auch selbst die Störung darstellt, irgendwann gelernt wurde und Gelerntes wieder verlernt werden kann. Man findet als Erläuterung z.B.:

> Mit Verhaltenstherapie (VT) wird ein Spektrum von Methoden im Fachgebiet der Psychotherapie bezeichnet. Diesen ist trotz zahlreicher Unterschiede hinsichtlich theoretischer Annahmen und praktischer Methoden gemeinsam, dass sie das Modell der klassischen

[9] https://de.wikipedia.org/wiki/Psychotherapie

> Konditionierung als zentral für die Abläufe in der menschlichen Psyche bewerten. Ein weiteres Merkmal verhaltenstherapeutischer Verfahren ist die Hilfe zur Selbsthilfe für den Patienten. Im Mittelpunkt steht, dem Patienten nach Einsicht in Ursachen und Entstehungsgeschichte seiner Probleme Methoden an die Hand zu geben, die ihn ermächtigen sollen, seine psychischen Beschwerden zu überwinden.[10]

Ich bin kein Freund der Verhaltenstherapie, weil gezielt Symptome behandelt werden und der Betroffene in erster Linie lernen soll, sein Verhalten anzupassen, um seine Handlungsfähigkeit wieder zu erlangen. Die Behandlung bleibt dabei „an der Oberfläche", die tiefenpsychologischen Ursachen des Verhaltens werden weder behandelt, geschweige denn aufgelöst. Nach meiner Einschätzung verhilft man einem Betroffenen mit einer Verhaltenstherapie eher dazu, schauspielerische Fähigkeiten zu entwickeln und sich bewusst entgegengesetzt zu seiner Natur zu verhalten. Ob es wirklich eine gute Idee ist, dass man sich nicht so verhalten soll/darf, wie man eigentlich „tickt"? Wird der Betroffene nicht vielmehr denken, dass er so, wie er tatsächlich ist, nicht richtig und gut ist?

7.4. Weitere Therapieansätze

Zu den weiteren Therapieansätzen gehören u.a.:

[10] https://de.wikipedia.org/wiki/Verhaltenstherapie

- Existenzanalyse
- Familientherapie
- Familienaufstellung
- Gestalttherapie
- Humanistische Verfahren
- Hypnose, Hypnotherapie
- Integrative Therapie
- Katathym-Imaginative Psychotherapie
- Körpertherapie
- Kunsttherapie
- Logotherapie
- Musiktherapie
- Neuropsychologische Therapie
- Paartherapie
- Psychodrama
- Psychopharmaka

- Systemische Therapie
- Tiefenpsychologisch fundierte Psychotherapie
- Traumatherapie

Diese Liste ist nicht vollständig, eine Erläuterung jeder Therapieform würde an dieser Stelle zu weit führen. Für die Omniatherapie sind insbesondere die Familienaufstellung, die Hypnosetherapie, die systemische Therapie und die Traumtherapie von Bedeutung.

7.5. Geistiges und spirituelles Heilen

Zum Bereich „Geistiges Heilen" findet man u.a.

> Geistiges Heilen bedeutet, Körper und Geist durch Harmonisierung des Energiefeldes zu unterstützen. Geistiges Heilen geht davon aus, dass Menschen und Tiere eine Seele und ein Energiefeld haben. Das Energiefeld kann nach dieser Sichtweise sowohl allgemein als auch gezielt beeinflusst werden. Dabei verwendet der Geistheiler keine Hilfsmittel, sondern verstärkt oder harmonisiert die Energie des Empfängers (Klient) durch entsprechende Techniken, wie zum Beispiel das Halten der Hände in bestimmten Positionen (Handauflegen), die Fürbitte bzw. das Besprechen, sowie das Visualisieren innerer Bilder oder Symbole.

> Ein Geistheiler verfügt über eine erhöhte Sensitivität und zumeist über eine gute Intuition. Das Erlernen und Trainieren der Sensitivität ist auch Inhalt vieler Ausbildungen zum energetischen Heilen.
>
> Geistheiler im traditionellen Sinne sind bereits mit ihrer Gabe geboren, die dann geschult, geklärt und durch Initiationen gefestigt wird.
>
> Während das Geistige Heilen früher eher rituellen oder zeremoniellen Charakter hatte, fasst man den Begriff heute weiter und bezieht einen Großteil der bekannten Methoden der Energiearbeit mit ein, soweit sie ohne Zuhilfenahme von Hilfsmitteln erfolgen.[11]

Heiler sind dann am erfolgreichsten, wenn sie möglichst frei von Visualisierungen, Assoziationen oder konkreten Zielen sind. Physische, emotionale und Persönlichkeitsmerkmale sollten aus den Gedanken ausgeschlossen sein. Stattdessen ist es vorteilhaft, ein Bewusstsein aus reinen Gedanken zu schaffen, das die Einzigartigkeit des Patienten vorstellt.

7.6. Energie- oder Informationsmedizin

Ein relativ neuer Medizinbereich ist die Informationsmedizin, die schulmedizinisch nicht akzeptiert ist.

---

[11] http://secret-wiki.de/wiki/Geistiges_Heilen

Als Energie- oder Informationsmedizin bezeichnet man Verfahren und Methoden, bei denen Energie in Form von Wellen oder Feldern sowohl zu diagnostischen, wie auch zu therapeutischen Zwecken eingesetzt werden. Diese Felder können durch akustische, elektrische, magnetische, elektromagnetische oder skalare Wellen erzeugt werden oder auch als Informationsfelder bezeichnet werden. Zur Energie- oder Informationsmedizin zählen:

- Homöopathie
- Essenzen
- Bioresonanz
- Radionik
- Quantenheilung
- Magnetfeldtherapien
- Lebensfeldstabilisator
- Reiki
- Geistiges/spirituelles Heilen

Inwieweit die Energie- oder Informationsmedizin wirkt und erfolgreich eingesetzt werden kann, muss jeder für sich selbst ausprobieren. Ich habe erstaunliche Ergebnisse an mir selbst feststellen dürfen.

7.7. Transpersonale Psychologie

Unter Transpersonaler Psychologie versteht man psychologische Ansätze, die sich mit veränderten Bewusstseinszuständen beschäftigen. Betrachtet werden psychische Zustände außerhalb des „normalen" Wachbewusstseins. Beispiele hierfür sind u.a.:

- Ekstase, Voodoo
- spirituelle Erlebnisse, Transzendenz, Religion
- Übersinnliches, Irrationales, Mystik
- Grenzerfahrungen
- Hypnotische Zustände (Trance)

Die Transpersonale Psychologie und die darauf aufbauende Transpersonale Psychotherapie beinhalten die Ansätze der Psychologie und der Psychotherapie, ergänzen diese jedoch um Aspekte aus der Philosophie, der Religion und der Spiritualität, u.a. Zen-Buddhismus, Sufismus und Hinduismus.

Das Wort "Transpersonal" drückt dabei aus, dass die Seele ein Teil der Betrachtung der Transpersonalen Psychologie ist. Auch paranormale, noch nicht erklärbare Phänomene werden von der Transpersonalen Psychologie nicht abgelehnt.

Das Bild des Menschseins ist bei der Transpersonalen Psychologie vergleichbar mit dem Konzept der Humanistischen Psychologie, die ebenfalls eine ganzheitliche Betrachtung verfolgt.

Die auf der Transpersonalen Psychologie aufbauende Transpersonale Psychotherapie nutzte bewusstseinsverändernde Wirkstoffe (z.B. LSD) und Methoden (z.B. holotropes Atmen), um Veränderungen in der Psyche zu erreichen.

Die Omniatherapie verfolgt ähnliche Ansätze wie die Transpersonale Psychologie und die Transpersonale Psychotherapie, setzt dabei aber keine äußeren bewusstseinsverändernden Wirkstoffe ein, sondern versucht, das Unterbewusste über den Weg einer liebevollen tranceinduzierten Tiefenentspannung, sowie begleitender Subliminal-Techniken zu erreichen.

8. Physikalische Hintergründe

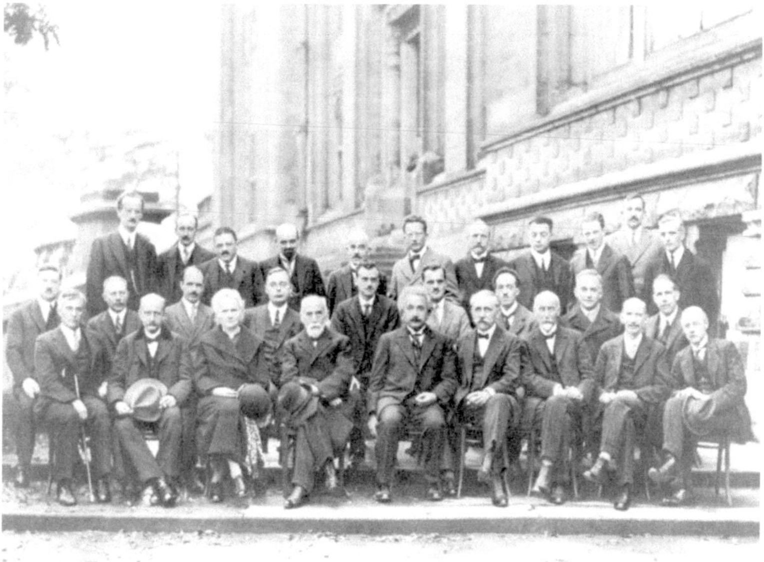

Nachdem von mir bereits einige physikalische Fragen angesprochen worden sind, möchte ich im Folgenden einige Punkte aufführen, die für das Konzept der Omniatherapie von Bedeutung sind.

8.1. Was ist Zeit?

Diese Frage zu beantworten, ist alles andere als leicht. Betrachten wir zuerst eine „normale" Erläuterung:

Die Zeit ist eine physikalische Größenart. Das Formelzeichen der Zeit ist t, ihre SI-Einheit ist die Sekunde s.

Die Zeit beschreibt die Abfolge von Ereignissen, hat also im Gegensatz zu anderen physikalischen Größen eine eindeutige, unumkehrbare Richtung.

Mit Hilfe der physikalischen Prinzipien der Thermodynamik kann diese Richtung als Zunahme der Entropie, d.h. der Unordnung in einem abgeschlossenen System bestimmt werden.

Aus einer philosophischen Perspektive beschreibt die Zeit das Fortschreiten der Gegenwart von der Vergangenheit kommend und zur Zukunft hinführend.

Nach der Relativitätstheorie bildet die Zeit mit dem Raum eine vierdimensionale Raumzeit, in der die Zeit die Rolle einer Dimension einnimmt. Dabei ist der Begriff der Gegenwart nur in einem einzigen Punkt definierbar, während andere Punkte der Raumzeit, die weder in der Vergangenheit noch der Zukunft dieses Punkts liegen, als „raumartig getrennt" von diesem Punkt bezeichnet werden.

Im SI-Einheitensystem ist die Zeit eine von mehreren Basisgrößen, aus denen weitere Größen aufgebaut werden können.

Die bürgerliche Zeit (UT, MEZ usw.) richtet sich annähernd nach dem Sonnenstand und ist durch staatliche

> Regelungen innerhalb einer gewissen Zeitzone einheitlich.
>
> In der Philosophie fragt man seit jeher nach dem Wesen der Zeit, was auch Themen der Weltanschauung berührt.
>
> Für die physikalischen, die Bio- und Humanwissenschaften ist die Zeit ein zentraler, auch messtechnisch erfassbarer Parameter, u.a. bei allen bewegten Körpern (Dynamik, Entwicklung), in der Chronobiologie oder der Zeitsoziologie.
>
> Die Psychologie untersucht die Zeitwahrnehmung und das Zeitgefühl. Die
>
> betrachtet Zeit auch als Wertgegenstand. In den Sprachwissenschaften bedeutet „Zeit" die grammatische Form der Zeitwörter, das Tempus.[12]

Tatsächlich hilft diese Erklärung, was Zeit ist, nicht wirklich weiter, um die Natur der Zeit wirklich zu verstehen. Zeit bleibt ein Mysterium. Warum kann man nach links und rechts, oben und unten, vor und zurück gehen, aber nicht in die Zukunft oder die Vergangenheit. Man steckt immer in der Gegenwart fest. Zumindest ist mir bisher keine physische Zeitreise gelungen. Ich schränke dies mit Absicht auf die „physische Ebene" ein. Dazu später mehr.

---

[12] https://de.wikipedia.org/wiki/Zeit

Die Herausforderung des Lebens besteht somit u.a. darin, dass man sein Leben ausschließlich in die Zukunft (nach vorne) ausrichten kann, aber eine Bewertung nur im Rückblick möglich ist, solange keine „echten" Zeitreisen möglich sind.

8.1.1. Ist Zeit eine Illusion?

Schauen wir uns die weitere Erklärung des Begriffs „Zeit" an:

> Die wohl markanteste Eigenschaft der Zeit ist der Umstand, dass es stets eine in gewissem Sinne aktuelle und ausgezeichnete Stelle zu geben scheint, die wir die Gegenwart nennen, und die sich unaufhaltsam von der Vergangenheit in Richtung Zukunft zu bewegen scheint. Dieses Phänomen wird auch als das Fließen der Zeit bezeichnet. Dieses Fließen entzieht sich jedoch einer naturwissenschaftlichen Betrachtung, wie im Folgenden dargelegt wird. Auch die Geisteswissenschaften können die Frage nicht eindeutig klären.
>
> Der Unterschied bzw. Nicht-Unterschied zwischen Raum und Zeit ist der Hauptgegenstand der Relativitätstheorien Albert Einsteins:
>
> Die Zeit dient in der Physik in analoger Weise zur Beschreibung des Geschehens wie der Raum. Die Physik besagt lediglich, dass unter allen denkbaren Strukturen im dreidimensionalen Raum in Kombination mit al-

len dazu denkbaren zeitlichen Abläufen nur solche beobachtet werden, die den physikalischen Gesetzen gehorchen. Dabei könnte es sich ebenso gut um unbewegliche Strukturen in einem vierdimensionalen Raum handeln, die durch die physikalischen Gesetze bestimmten geometrischen Bedingungen unterworfen sind.

Nach Newton ist dabei die Struktur der Raumzeit vorgegeben, wobei die Zeit absolute Bedeutung hat; nach Albert Einstein gilt eine spezielle „Relativität der Gleichzeitigkeit".

Etwas, das man als Fließen der Zeit interpretieren könnte, kommt in der Physik nur durch wahrscheinlichkeitstheoretische Begriffe vor, die mit dem Begriff der Entropie zusammenhängen (siehe unten), obwohl die Begriffe Vergangenheit, Gegenwart und Zukunft in den Einsteinschen Theorien mathematisch-präzise sind und messbare Bedeutung haben. Bei genauer Betrachtung erweist es sich aber zunächst als völlig unklar, wie ein Fließen der Zeit in der Sprache der Physik oder Mathematik oder irgendeiner anderen Wissenschaft präzise beschrieben werden könnte.

So ist beispielsweise die Aussage, dass die Zeit fließe, nur dann sinnvoll, wenn eine davon unterscheidbare Alternative denkbar ist. Die naheliegende Alternative der Vorstellung einer stehenden Zeit, beispielsweise, führt jedoch zu einem Widerspruch, da sie nur aus der Sicht eines Beobachters denkbar ist, für den die Zeit weiterhin verstreicht, sodass der angenommene Stillstand als solcher überhaupt wahrnehmbar ist (siehe auch Kritik der reinen Vernunft von Immanuel Kant): Könnte man die Zeit anhalten, für wie lange „stünde" dann die Zeit?

Das scheinbare Fließen der Zeit wird daher von vielen Physikern und Philosophen als ein subjektives Phänomen oder gar als Illusion angesehen. Man nimmt an, dass es sehr eng mit dem Phänomen des Bewusstseins verknüpft ist, das ebenso wie dieses sich einer physikalischen Beschreibung oder gar Erklärung entzieht und zu den großen Rätseln der Naturwissenschaft und Philosophie zählt. Damit wäre unsere Erfahrung von Zeit vergleichbar mit den Qualia in der Philosophie des Bewusstseins und hätte folglich mit der Realität primär ebenso wenig zu tun wie der phänomenale Bewusstseinsinhalt bei der Wahrnehmung der Farbe Blau mit der zugehörigen Wellenlänge des Lichts.

Hinfällig wäre damit unsere intuitive Vorstellung, es gäbe eine von der eigenen Person unabhängige Instanz nach Art einer kosmischen Uhr, die bestimmt, welchen Zeitpunkt wir alle im Moment gemeinsam erleben, und die damit die Gegenwart zu einem objektiven uns alle verbindenden Jetzt macht.[13]

Das Ergebnis dieser Betrachtung ist:

[13] https://de.wikipedia.org/wiki/Zeit

- „Das Hier und Jetzt ist ewig, das Morgen nur eine Illusion. Zeit ist irreal."

Wenn Zeit tatsächlich „irreal" ist und nur in unserer dreidimensionalen physischen Welt „existiert", dann lohnt es sich, darüber nachzudenken, Zeit als „beschränktes Konzept" anzusehen, das man von einer höheren Ebene aus (siehe Burkhard Heims 12-dimensionale einheitliche Feldtheorie) völlig anders interpretieren kann.

Zur Verdeutlichung stellen Sie sich bitte ein Blatt Papier vor. Für die zweidimensionalen „Wesen", die in diesem Blatt leben, ist völlig klar, dass es nur zwei Dimensionen geben kann, nämlich nach links/rechts, sowie oben/unten. Eine Bewegung kann vom linken Rand des Blattes zum rechten Rand nur über einen Weg gelingen. Je nach Geschwindigkeit dauert es „seine Zeit". Für einen Betrachter, dem die dritte Dimension zur Verfügung steht, stehen jedoch andere Wege zur Verfügung, z.B. durch das Zusammenfalten des Blattes, so dass der Weg von links nach rechts praktisch keine Zeit beansprucht.

Dieses einfache und sehr bekannte Modell übertragen Sie bitte auf unsere tägliche Wahrnehmung. Sind Sie sicher, dass es nur drei Raumdimensionen plus eine Zeitdimension gibt, wobei letztere sogar in der Richtung beschränkt ist? Was ist, wenn es einen Weg geben würde, höhere Dimensionen für eine Reise nutzbar zu machen, so dass man „unsere Zeit" gar nicht mehr benötigt bzw. wahrnimmt?

Ich habe diese Überlegungen aufgeführt, weil ich davon überzeugt bin, dass es Möglichkeiten gibt, diese Gedanken in die Tat umzusetzen. Wir wissen heute nur noch nicht, wie dies denkbar sein könnte. Es gibt aber wissenschaftliche Belege dafür, dass Informationen mit Überlichtgeschwindigkeit übertragen werden, siehe Verschränkungen. Darauf komme ich noch. Und wenn es möglich ist, Informationen zeitgleich über jede Entfernung zu übertragen, dann muss es nach meiner Einschätzung als Physiker „Übertragungswege" geben, die wir mit unserem vierdimensionalen Weltbild noch nicht darstellen, geschweige denn nutzen, können. Aber vor 300 Jahren gab es weder Strom, noch Motoren oder Funk, vor 100 Jahren gab es keine PCs, Handys, Faxgeräte oder Fernseher. Wer weiß, welche technischen Möglichkeiten es in hundert oder in tausend Jahren geben wird.

8.1.2. Raum und Zeit für das geistige Prinzip

Einige wichtige Prinzipien für das geistige Prinzip:

- Gedanken beeinflussen Materie. Die Zeit und die Entfernung sind irrelevant.
- Das geistige Prinzip kennt weder Raum noch Zeit.
- Die Zeit stellt keine Beschränkung dar, auch nicht rückwirkend in die Vergangenheit.
- Statt Materie oder Energie wird „nur" eine Information übertragen.

- Um eine Wirkung zu erzielen, ist kein „bewusstes" Denken nötig.

- Gott findet man nicht im Außen, sondern im Innern. Es ist auch kein Vermittler nötig.

- Wenn Raum und Zeit relativ sind, dann ist auch jederzeit Heilung möglich.

8.2. Was ist Lokalität?

Dieser Punkt ist sehr wichtig. Darum zitiere ich ausführlich, was man unter Lokalität und Nicht-Lokalität versteht:

> Lokalität ist in der Physik die Eigenschaft einer Theorie, dass Vorgänge nur unmittelbare Auswirkungen auf ihre direkte räumliche Umgebung haben. Nichtlokalität lässt auch zu, Effekte mit Fernwirkungen vorherzusagen. Bei Nichtlokalität bzw. Lokalität geht es prinzipiell um die Frage, ob oder unter welchen Bedingungen ein Ereignis ein anderes Ereignis beeinflussen kann. (Unter Ereignis versteht man in der Physik einen beliebigen physikalischen Vorgang, der zu einer bestimmten Zeit an einem bestimmten Ort stattfindet.) Die Beantwortung dieser Frage fällt in den unten ausgeführten physikalischen Theorien jeweils unterschiedlich aus.
>
> In der klassischen Physik bzw. der newtonschen Mechanik wird diese Fragestellung (nämlich wann welche

Ereignisse sich beeinflussen können) nicht explizit untersucht, jedoch ergibt sich als direkte Folge der newtonschen Grundannahmen (absolute Zeit, absoluter Raum usw.), dass prinzipiell jedes Ereignis jedes andere beeinflussen kann. Mit anderen Worten, es sind beliebige Fernwirkungen möglich.

Typisches Beispiel ist das (veraltete) klassisch-newtonsche Konzept der Gravitation, in dem sie beliebig fern und instantan wirkt.

In der Speziellen Relativitätstheorie Einsteins wurden die newtonschen Begriffe von Raum und Zeit modifiziert, so dass eine Neubeantwortung der obigen Fragestellung interessant wurde. Dabei hat sich gezeigt, dass es Ereignisse gibt, die sich prinzipiell nicht beeinflussen können. Das sind z.B. Paare von Ereignissen, die sich nicht durch einen Lichtstrahl verbinden lassen, denn in der Speziellen Relativitätstheorie wird die Lichtgeschwindigkeit als oberste Grenzgeschwindigkeit angesehen.

Beispiel: Ein Ereignis A, hier und jetzt auf der Erde, und ein Ereignis B, welches ein Jahr später auf Alpha Centauri stattfindet, können nicht durch einen Lichtstrahl verbunden sein, da Alpha Centauri vier Lichtjahre entfernt liegt und der Lichtstrahl nach einem Jahr Alpha Centauri noch nicht erreicht hat. Da ein Einfluss – gleich welcher Art – nicht schneller als Licht sein kann, können sich A und B auch nicht gegenseitig beeinflussen. Physiker sprechen hierbei von einer raumartigen Trennung der Ereignisse A und B. Man sagt auch, dass das Ereignis B für das Ereignis A nichtlokal ist.

Es ist eine fundamentale Aussage der (Speziellen) Relativitätstheorie, dass die Kausalität, also die strenge Abfolge von Ursache und Wirkung, nur dann erhalten bleibt, wenn sich die Ereignisse A und B nicht gegenseitig beeinflussen können. Da man die Kausalität nicht aufgeben möchte, akzeptiert man eher das Vorhandensein von Ereignissen, die sich nicht beeinflussen können. Man formuliert daher in der Speziellen Relativitätstheorie das Prinzip der Lokalität: Nur lokale Ereignisse können einen physikalischen Vorgang beeinflussen. In dieser Bedeutung gilt das Prinzip auch in relativistischen Quantenfeldtheorien.

In der Kopenhagener Deutung der (nichtrelativistischen!) Quantenmechanik sieht die Situation wieder anders aus. Da bei der Entwicklung der Quantentheorie (obwohl später entstanden) die Relativitätstheorie nicht beachtet wurde, sondern die Quantentheorie gänzlich aus nicht-relativistischen Prinzipien aufgebaut wurde, kann es nicht verwundern, dass das Prinzip der Lokalität hier nicht gilt.

Grundsätzlich besagt die Quantenmechanik, dass für die Verteilung der Ergebnisse einer Messung bestimmter physikalischer Größen ("Messwerte") lediglich Wahrscheinlichkeiten angegeben werden können.

Ein typisches Beispiel ist die Aufenthaltswahrscheinlichkeitsverteilung eines Elektrons im Atom, im Atomorbital. Sie ist nirgends null, weder sehr nah am Atomkern, noch in einer Entfernung von Lichtjahren (obgleich dort sehr niedrig bzw. fast null). Diese Aufenthalts-Wahrscheinlichkeitsverteilung wird durch das Betragsquadrat der Amplitude der Wellenfunktion beschrieben. Im Augenblick einer wirklichen Messung („Wo ist das Elektron jetzt?") kollabiert die Wellenfunktion: Am Ort des Elektrons wird sie eins, überall sonst null.

Die Frage, auf die die Quantenmechanik nur implizit eine Antwort gibt, ist, ob dieser Kollaps der Wellenfunktion instantan (augenblicklich) erfolgt oder sich "nur" mit Lichtgeschwindigkeit fortpflanzt. Mit anderen Worten: Wenn eine Ortsmessung eines Elektrons auf der Erde erfolgt, wie schnell ändert die Wellenfunktion ihren Wert auf null auf Alpha Centauri? Sofort oder erst in vier Jahren? Die implizite Antwort der Quantentheorie heißt: Der Kollaps der Wellenfunktion erfolgt instantan, ist also nichtlokal (impliziert daher Fernwirkungen). Genau diesen Umstand bezeichnet man als Quanten-Nichtlokalität.

Diese sehr theoretischen Ausführungen kann man jedoch bereits mit so genannten verschränkten Paaren praktisch nachspielen, wo eine quantenmechanische Messung an einem Ort einen Kollaps der Wellenfunktion an einem anderen Ort nach sich zieht. Dabei zeigt sich, dass zwar der Kollaps der Wellenfunktion instantan erfolgt, jedoch keine echten Informationen übertragen werden können, sodass die Einstein-Kausalität dennoch erhalten bleibt.

Diese Ergebnisse entsprechen der Kopenhagener Interpretation der Quantenmechanik, die der Wellenfunktion keine unmittelbare physikalische Realität zuschreibt, sondern nur den Messergebnissen. Der "Kollaps" der Wellenfunktion ist daher kein messbares Phänomen, das heißt: kein physikalisches Phänomen, das mit Lichtgeschwindigkeit "übertragen" werden müsste. Unser Wissen über die realisierte Möglichkeit des Messprozesses an einem Teil des verschränkten Paares schließt lediglich bestimmte Messergebnisse an dem anderen Teil aus. Welche Messergebnisse ausgeschlossen sind, weiß man jedoch nur, wenn man das erste Messergebnis kennt. Diese Information muss klassisch, also unter Berücksichtigung von Lokalität, übertragen werden.

Allerdings bietet diese sogenannte Quantenteleportation die Möglichkeit einer besonders sicheren Verschlüsselung: Wenn Sender und Empfänger jeweils einen Teil eines verschränkten Paares besitzen, so können sie einander verschlüsselte Botschaften zusenden, die prinzipiell von dritten nicht unbemerkt abgehört werden könnten (Quantenkryptografie). Allerdings gilt das nur für den Fall, dass der "Lauscher" einen klassischen Messvorgang bei der Bestimmung

> des Quantenzustands eines abgefangenen Teilchens verwendet.
>
> Einer Gruppe von US-Wissenschaftlern des Massachusetts Institute of Technology gelang es im November 2006 in einer nach dem BB84-Protokoll verschlüsselten Nachricht bis zu 40% der Übertragung unbemerkt abzuhören – allerdings in einer Simulation und unter Laborbedingungen. Die Resultate des Experimentes wurden am 25. April 2007 in der Fachzeitschrift Physical Review A veröffentlicht.[14]

Der Punkt „Nichtlokalität" ist für das Konzept der Omniatherapie sehr wichtig. Ich komme darauf noch zu sprechen.

8.3. Synchronizität

Was versteht man unter Synchronizität?

> Als Synchronizität (altgriechisch σύν syn ‚mit', ‚gemeinsam' und χρόνος chronos ‚Zeit') bezeichnete der Psychologe Carl Gustav Jung zeitlich korrelierende Ereignisse, die nicht über eine Kausalbeziehung verknüpft sind (die also akausal sind), jedoch als miteinander verbunden, aufeinander bezogen wahrgenommen und gedeutet werden.

[14] https://de.wikipedia.org/wiki/Lokalit%C3%A4t_(Physik)

Es handelt sich bei der Synchronizität um ein inneres Ereignis (eine lebhafte, aufrührende Idee, einen Traum, eine Vision oder Emotion) und ein äußeres, physisches Ereignis, welches eine (körperlich) manifestierte Spiegelung des inneren (seelischen) Zustandes bzw. dessen Entsprechung darstellt. Um das Doppelereignis tatsächlich als Synchronizität definieren zu können, ist es unerlässlich, dass das innere chronologisch vor oder aber genau gleichzeitig („synchron") mit dem äußeren Ereignis geschehen ist. Andernfalls könnte angenommen werden, dass das innere Phänomen auf das äußerlich wahrgenommene vorherige Ereignis reagiert (womit wieder eine quasi kausale Erklärung möglich wäre.

Das Prinzip der Synchronizität veranschaulicht Jung in einer Quaternio, einem Kreuz aus zwei sich jeweils polar ergänzenden Begriffspaaren, die sich diametral ergänzen und somit ähnlich aufzufassen sind wie etwa das Begriffspaar Welle/Teilchen beim Übergang von der klassischen Physik zur Quantentheorie.

Unzerstörbare Energie

Konstanter Zusammenhang durch Wirkung – Kausalität	+	Konstanter Zusammenhamg durch Kontingenz = Synchronizität

Raum-Zeit-Kontinuum

> Mit „unzerstörbare Energie" wird hier die Größe bezeichnet, die bei allen physikalischen Prozessen konstant bleibt, also auch bei der Umwandlung von Energie in Masse und umgekehrt. Ihre durch alle ablaufenden physischen Prozesse sich ständig ändernde Erscheinungsform wird quasi als Tanz aufgefasst, der sich als Evolution auf der Bühne des Raum-Zeit-Kontinuums entfaltet.
>
> Jung bestreitet nicht, dass jedes der beteiligten Ereignisse in seiner eigenen Kausalkette steht. Deshalb stellt die Synchronizität nicht das Kausalprinzip in Frage, sondern erweitert es linear bis zum rein akausalen Gegenpol: Die Dinge sind in ihrer Entwicklung sinnhaft aufeinander bezogen und „so angeordnet, wie sie sind" (acausal orderedness).[15]

Zwei einfache Beispiele für Synchronizität sind:

- Sie denken gerade in Ihrer Wohnung über Ihren letzten Urlaub auf Mallorca nach. Sie sitzen gedanklich am Strand, schauen auf's Wasser, genießen die Sonne. Während Sie so über Ihren Urlaub sinnieren, fährt ein Bus mit Werbung für den nächsten Urlaub auf Mallorca vorbei. Abgebildet ist „Ihr" Strand, dazu das Mittelmeer im Sonnenschein.

- Sie diskutieren mit ein paar Freunden über Fußball, ein immer wieder beliebtes Thema, über das man trefflich

[15] https://de.wikipedia.org/wiki/Synchronizit%C3%A4t

„streiten" kann. Sie sprechen über Möglichkeiten, die Mannschaft zu verstärken, anders auf- oder einzustellen. Während Sie immer eifriger Argumente austauschen, hören Sie im Radio, dass Ihr Verein zwei neue Spieler verpflichtet und das Spielsystem umgestellt hat.

Die Synchronizität von Ereignissen wird üblicherweise mit den Worten „Das ist aber ein Zufall" beschrieben, da es keinen kausalen Zusammenhang gibt oder zu geben scheint. Jeder hat dies aber schon erlebt.

8.4. Schrödingers Katze

„Schrödingers Katze" ist eines der beliebtesten quantentheoretischen Gedankenmodelle überhaupt und weltbekannt. Für jemanden, der mit Physik oder besser mit der Quantentheorie noch nicht viel zu tun hatte, erscheint das Modell weit hergeholt zu sein, aber tatsächlich ist auch die Quantentheorie weit weniger einsichtig, als dies viele „glauben".

Heutzutage wird fast alles, dem der Anstrich der „Unerklärbarkeit" (noch) anhaftet, mit „Die Quantentheorie beweist" oder „Die Quantentheorie erklärt" gedeutet. Als Physiker muss ich an dieser Stelle einmal sehr deutlich sagen: „Das Meiste davon ist Quatsch.". Nur weil man etwas (noch) nicht erklären kann, ist nicht immer die Quantentheorie der Schlüssel zum Ziel. Umgekehrt sollte man auch nicht gleich die Quantentheorie „vorschieben", um etwas nicht erklären zu müssen oder sogar als wissenschaftlichen Fakt zu deklarieren.

Nun zu „Schrödingers Katze":

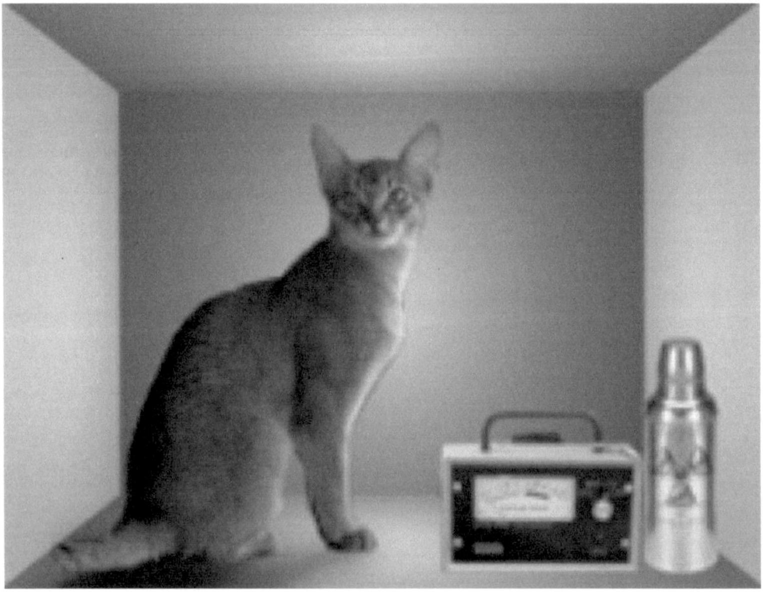

Gedankenkonzept von Schrödingers Katze[16]

Noch vor dem zweiten Weltkrieg, nämlich im Jahr 1935, publizierte der Physiker Erwin Schrödinger ein Gedankenexperiment, das bis heute an seiner Faszination nichts verloren hat.

Dabei ging es Erwin Schrödinger darum, das Konzept von quantenmechanischen Teilchen bzw. Begriffen auf eine le-

[16] https://de.wikipedia.org/wiki/Schr%C3%B6dingers_Katze

bensnahe Situation zu übertragen, um die „Idee der Quantenmechanik" zu erläutern und das „Verrückte" begreiflicher zu machen.

Ausgangspunkt des Gedankenexperiments ist eine Katze in einer verschlossenen und blickdichten Kiste. In dieser Kiste befindet sich außerdem eine radioaktive Substanz, bei der die Wahrscheinlichkeit, dass eines der radioaktiven Atome innerhalb einer Stunde zerfällt oder nicht, gleich groß ist.

In der Kiste befinden sich weiterhin ein Atomzerfallsempfänger, ein Hammer und ein Gefäß mit einer für die Katze giftigen Substanz.

Falls ein Atom seinen Zustand ändert, also zerfällt, registriert der Empfänger den Zerfall, was den Hammer auslöst und die giftige Substanz freisetzt, die den Tod der Katze verursacht.

Während die Kiste verschlossen ist, kann man von außen nicht erkennen, ob die Katze noch lebt oder bereits tot ist. Mögliche Kratzgeräusche o.ä, die auf einen positiven Gesundheitszustand der Katze schließen lassen könnten, lassen wir außen vor.

Dementsprechend kann man von außen auch nicht erkennen, ob das Atom nach einer Stunde zerfallen ist oder nicht, die Wahrscheinlichkeit für die beiden Zustände ist gleich hoch. In der Quantenmechanik spricht man hierbei von einem „überlagerten Zustand". Solange man nicht in die Kiste hineinschaut, „lebt" in Katze sozusagen in einem „Zwischenzustand", nämlich halblebendig und halbtot, was umgangssprachlich das gleiche ist. Die Katze ist „quantenmechanisch betrachtet" zu 50% lebendig und zu 50% tot. Man nennt dies eine „Superposition" der beiden möglichen „Zustände".

Die Quantenmechanik postuliert nun, dass der Zustand der Katze erst dann festgelegt wird/ist, wenn das innere Komplettsystem mit dem äußeren System (Umwelt) wechselwirkt, indem eine Messung durchgeführt wird. Ohne Messung verbleibt die Katze im Gedankengebäude der Quantenmechanik in ihrer Superposition, nach einer Messung ist der Zustand festgelegt, nämlich die Katze ist entweder lebendig oder tot, ein Mittelding gibt es nicht.

Das Bild, das dieses Gedankenexperiment verdeutlichen möchte, ist, dass es in der Quantenmechanik „nicht festgelegte Zustände" gibt, die erst durch eine Interaktion mit der Außenwelt zu einer Festlegung führen. Im makroskopischen Bereich gibt es solche Zwischenstände jedoch nicht. Eine Katze ist entweder lebendig oder tot, eine Superposition als Zwischenzustand „halb-lebendig-halb-tot" ist mir zumindest bisher nicht bekannt geworden.

Weil man diese quantenmechanischen Theorien nicht ins Alltagsleben übertragen kann, wie dieses einfache Beispiel zeigt, ist es alles andere als leicht, die Quantentheorie als Konzept zu durchschauen.

Im Bereich kleinster Abmessungen führt die Quantenmechanik zu im Makroskopischen nicht erlebten Beschreibungen, z.B. können Photonen (Lichtteilchen) oder Elektronen gleichzeitig mehrere Zustände einnehmen bzw. man kann sie zumindest mit mehreren Zustandsbeschreibungen belegen.

Ein berühmtes Beispiel hierfür ist das Doppelspaltexperiment, bei dem ein Lichtteilchen entweder den Weg durch den linken oder rechten Spalt einer ansonsten undurchsichtigen Fläche nehmen kann. Das Ergebnis, welcher Spalt genommen wird, ist dabei abhängig davon, ob man den Weg des Lichtteilchens nachvollziehen, also messen, möchte, oder nicht. So etwas wäre im makroskopischen Bereich, z.B. mit einer Versuchsanordnung mit Tennisbällen, die durch zwei Spalte fliegen können, undenkbar, zumindest wurde etwas Vergleichbares bis heute nicht experimentell festgestellt.

Das Entscheidende an diesem Gedankenexperiment von Erwin Schrödinger ist, dass man Aussagen über das Ergebnis (Zustand der Katze) nie für die Zukunft treffen kann, sondern immer nur rückwirkend, nämlich nach einer Messung (Interaktion). Dieses Ergebnis ist für die Omniatherapie sehr wichtig.

Was daraus nämlich u.a. folgt, ist, dass die Nutzbarmachung von nichtlokalen Verbindungen nicht möglich ist. Wenn aber etwas nicht möglich ist, dann liegt nach meiner Weltanschauung nahe, dass es auch nicht gewollt ist.

- „Gott würfelt nicht"

... sagte bereits Albert Einstein.

8.5. Was ist eine Verschränkung?

Das Konzept der Verschränkung gehört in der Physik zu den noch nicht wirklich erklärten Modellen, da eine Information offenbar mit Über-Lichtgeschwindigkeit übertragen werden kann. Was versteht man unter einer „Verschränkung"?

> Das quantenphysikalische Phänomen der Verschränkung (selten Quantenkorrelation) liegt vor, wenn der Zustand eines Systems von zwei oder mehr Teilchen sich nicht als Kombination unabhängiger Ein-Teilchen-Zustände beschreiben lässt, sondern nur durch einen gemeinsamen Zustand.
>
> Messergebnisse bestimmter Observablen verschränkter Teilchen (z.B. Observable Spin) sind korreliert, das heißt nicht statistisch unabhängig, auch wenn die Teilchen weit voneinander entfernt sind. Die Korrelation kann jedoch nicht durch lokale verborgene Variablen erklärt werden, da die Messergebnisse die Bellsche Ungleichung verletzen. Dies wiederum bedeutet, dass die Messergebnisse an verschränkten Teilchen nur durch eine nichtlokale Theorie erklärt werden können. Diese Nichtlokalität unterscheidet die Quantenmechanik grundsätzlich von klassischen physikalischen Theorien, bei denen eine unmittelbare Auswirkung lediglich lokal auftritt[17].

Ich möchte es etwas anschaulicher erläutern:

---

[17] https://de.wikipedia.org/wiki/Quantenverschr%C3%A4nkung

Die Quantenphysik an sich war Albert Einstein immer suspekt. Besonders hatte er Vorbehalte gegen das Konzept der Verschränkung, bei dem es so scheint, als würden zwei Teilchen „quasi telepathisch" kommunizieren. Er nannte dies eine „spukhafte Fernwirkung", bei dem zwei Teilchen „irgendwie fühlen" können, in welchem Zustand das jeweils andere Teilchen gerade ist.

Übrigens: Albert Einstein hat weder für seine Spezielle Relativitätstheorie, noch für seine Allgemeine Relativitätstheorie oder Überlegungen rund um die Quantentheorie einen Nobelpreis erhalten. Er erhielt stattdessen den Nobelpreis für Physik des Jahres 1921 (überreicht 1922) für seine Erläuterung zum sogenannten photoelektrischen Effekt bzw. kurz Photoeffekt.

Zurück zur Verschränkung: Zur bildhaften Erklärung stellen Sie sich bitte zwei Bäume vor, die wir Quantenbäume nennen. Wenn man nicht hinschaut, weiß man nicht, ob es sich um einen Apfelbaum oder einen Birnenbaum handelt. Der Baum befindet sich quantenmechanisch in einer Superposition, nämlich halb-Apfel und halb-Birne. Er wenn ein Baum mit der Umwelt interagiert, also sobald wir hinsehen, „entscheidet" sich der Baum für seine gewünschte Fruchtart.

Diese beiden Bäume stehen unendlich weit voneinander entfernt, nämlich ein Baum auf der Erde und der andere Baum auf dem Planeten Terra im Andromeda-Nebel, sind aber „verschränkt". Das nun absolut Verblüffende ist, dass sich beide Bäume „synchron" verhalten. Wenn man den einen Baum auf der Erde betrachtet und sich dieser Baum

„entscheidet", ein Apfelbaum zu sein, passiert auf dem Planeten Terra augenblicklich das gleiche, der verschränkte Baum trägt auch Äpfel.

Dieses Beispiel ist natürlich nur eine Metapher, aber im Bereich kleinster Teilchen (Quanten) gibt es solche Beobachtungen tatsächlich.

In der Physik wird erklärt, dass diese Gleichzeitigkeit ohne Informationsübertragung funktioniert. Mir konnte dies damals niemand vernünftig und für mich nachvollziehbar verdeutlichen. Vielleicht reichte und reicht einfach mein wissenschaftliches Verständnis nicht aus.

Auch das Bild der Verschränkung ist für das Verständnis der Omniatherapie von Bedeutung. Dazu komme ich später noch.

8.6. Bells Theorem

Der nordirische Physiker John Irving Bell wies 1964 mathematisch nach, dass einige Quantenkorrelationen nicht auf eine lokale Ursache zurückgeführt werden können. Als Folge ist diese sogenannte Bell´sche Ungleichung sowohl für die Metaphysik, als auch für die Quanteninformationswissenschaft von großer Bedeutung. Selbst heute noch streiten Wissenschaftler und Philosophen darüber, welche Bedeutung dieses Bell´sche Theorem für uns hat.

Wie schon bei „Schrödingers Katze" erläutert, macht die Quantentheorie keine Angaben über eine einzelne Messung bzw. das Ergebnis, sondern es wird von Wahrscheinlichkeiten gesprochen, z.B. zu 50% lebendig und zu 50% tot. Es gibt nur „mögliche" Resultate.

Bei Experimenten mit Verschränkung ist dies anders. Was eine Verschränkung ist, hatte ich im Abschnitt zuvor erläutert. Das Ergebnis von Messungen mit verschränkten Teilchen scheint dem tatsächlich Erlebbaren entgegen zu stehen.

Verbindungen dieser Art, genannt Bell-Korrelationen, wurden schon vor mehr in den 1908-ern experimentell bestätigt. Dies hat Auswirkungen auf unsere als Realität wahrgenommene Welt. Entweder das Ergebnis von Zustandsänderungen korrelierter Teilchen ist tatsächlich ein Riesenzufall oder die Welt ist nichtlokal, weshalb ich auch zuvor den Begriff „Nichtlokalität" erläutert hatte.

Das von John Bell aufgestellte Theorem könnte man wie folgt plausibel darstellen[18]:

> Eine Quelle emittiert ein Teilchenpaar T1 und T2, von dem wir annehmen, dass es Quantenkorrelation zeigt. Eines der Teilchen erreicht Alice, das andere erreicht Bob, die beide an unterschiedlichen Orten (aber gleich weit entfernt von der Quelle) ihr jeweiliges Teilchen registrieren.
>
> Unter der Annahme, dass die Teilchen schon an der Quelle entschieden haben, mit welchem Wert sie auf mögliche Messungen reagieren werden, gilt:
>
> In ihrer Absprache kann nicht berücksichtigt sein, welche Messung Alice und Bob für ein konkretes Teilchenpaar (T1,T2) vornehmen werden, denn:
>
> Bob und Alice wählen jeweils eine von zwei möglichen Messungen: A oder A' auf Seite Alice, B oder B' auf Seite Bob. Sie seien so gewählt, dass jede dieser Messungen den einen oder den anderen der Werte +1 oder -1 liefern wird (Messungen solcher Art entsprechen dem Feststellen einer Eigenschaft der Teilchen, die nur zweier Werte fähig ist — ihres Spins etwa).
>
> Nur was die Teilchen schon an der Quelle vereinbart haben, bestimmt das Ergebnis e(M) jeder Messung M.

---

[18] [18] siehe Abschnitt 7.1.3 des Buches Physik in Quanten von Valerio Scarani

Wir definieren

S(T1,T2) = (e(A) + e(A')) * e(B) + (e(A) – e(A') * e(B')

und nennen X den Mittelwert aller S(T1,T2), der sich über viele Teilchenpaare (T1,T2) hinweg ergibt.

Da S(T1,T2) stets eine der Zahlen +2 oder -2 ist, folgt aus unsere Annahme oben Bells Ungleichung:

$-2 \leq X \leq +2$

Da nun aber Alain Aspects Messungen in etwa X=2.83 liefern, muss unsere Annahme, korrelierte Teilchen hätten sich vorweg irgendwie abgesprochen, falsch sein.

Vielleicht war der Begriff „plausibel" von mir nicht geschickt gewählt, denn um die Rechnung nachvollziehen zu können, muss man etwas mathematisch vorgebildet sein. Ich darf aber festhalten, dass mit dieser Berechnung untermauert ist, dass korrelierte Teilchen erst zum Zeitpunkt der Messung (Interaktion) „entscheiden", in welchem korrelierten Zustand sie gemessen bzw. beobachtet werden.

Interessant sind zu diesem Thema verschiedene durchgeführte DNA-Experimente, nicht nur der DNA-Phantom-Effekt, den ich schon erläutert habe. Auch bei der DNA scheint es eine Verschränkungswirkung zu geben. Bei Experimenten haben Einflüsse auf die DNA an Ort A Veränderungen an der DNA an Ort B hervorgerufen. Die Reaktion von Gefühlen auf die DNA scheint immer gleichzeitig zu erfolgen, egal wie weit die DNA-Proben voreinander entfernt sind.

Was sich für mich daraus ergibt, ist die Frage, ob dieses Ergebnis auch Auswirkungen auf die Überlegungen zum Thema „Bewusstsein" hat. Gibt es auch beim Bewusstsein Verschränkungen? Gibt es verschränkte Bewusstseine, die sich gegenseitig nichtlokal, zeitgleich beeinflussen? Gibt es womöglich ein Gesamtbewusstsein, für das das Konzept der Verschränkung gilt?

Diese Überlegungen waren für die Entwicklung der Omniatherapie von zentraler Bedeutung, wie ich noch darlegen werde.

8.7. Kann man vergangene Ereignisse beeinflussen?

Ein in meinen Augen weiteres, extrem spannendes Experiment stammt von Helmut Schmidt, einem deutschen Physiker. Interessanterweise habe ich mich bei der Entwicklung der Omniatherapie mehr mit physikalischen Themen, als mit dem Bereich Psychologie beschäftigt. Möglicherweise ist es „kein Zufall", dass ich u.a. auch Physik studiert habe und mir somit der Zugang zu diesen Themen deutlich erleichtert war.

Helmut Schmidt führte Experimente durch, die prüfen sollten, ob man mit Gedanken Zufallsprozesse beeinflussen kann. Sogar vergangene Prozesse, die bereits in der Vergangenheit lagen und abschlossen waren, sollten mit Gedanken beeinflusst werden.

Nun hört es sich im ersten Moment ziemlich „verrückt" an, Ergebnisse mit Gedanken beeinflussen zu wollen, die bereits abgeschlossen und beendet sind, aber ich habe natürlich wohl bedacht die Konzepte von „Nichtlokalität", „Synchronizität", „Schrödingers Katze", „Verschränkung" und „Bells Theorem" erläutert.

Wenn man sich nämlich vor Augen hält, dass in der Quantenmechanik erst dann ein Ergebnis feststeht, wenn man es misst bzw. das Experiment mit der Außenwelt interagiert, dann ist es nicht zu weit hergeholt, zu überlegen, ob man ein quantenmechanisches Experiment, bei welchem das Ergebnis noch nicht durch eine Interaktion (Messung) festgelegt ist, durch eine nachträgliche Beeinflussung, in diesem Fall durch Gedanken, verändern kann. Wem dies zu „abgefahren" klingt, möge bitte nochmal die vorherigen Kapitel lesen.

Was tat nun Helmut Schmidt?

Helmut Schmidt entwickelte einen Zufallsgenerator, nämlich die nach ihm benannte „Schmidt-Maschine". Die Maschine beinhalte ein radioaktives Material, nämlich Strontium 90, dessen Zerfall rein zufällig erfolgt(e) und nicht prognostizierbar war/ist.

Der Zerfall eines Strontium 90-Atoms wurde von einem Geigerzähler registriert und ließ dort eines von vier Lämpchen aufleuchten. Die Versuchspersonen mussten vorher raten, welches Lämpchen aufleuchten würde. Eine Elektronik verwandelte die aufgetretenen Zerfälle in eine zufällige Folge von Ziffern mit den Werten 0 und 1. Bei einer „1" leuchtet z.B. das nächste Birnchen im Uhrzeigersinn, bei einer „0" gegen den Uhrzeigersinn. Die Testpersonen sollten z.B. mit ihren Gedanken erreichen, dass das Licht bevorzugt in nur eine Richtung läuft.

Seine Experimente wurden in vielen Laboren in der Welt nachgestellt. Über 800 Forschungsberichte aus 68 Laboratorien untermauerten die Ergebnisse von Helmut Schmidt, so dass man unsere „eingeengten" Annahmen über eine denkbare direkte Einflussnahme des Bewusstseins auf die Materie bzw. unsere „Realität" überdenken sollte.

Dass eine Beeinflussung der Zufälligkeit des Atomzerfalls festgestellt wurde, war bereits äußerst erstaunlich. Noch erstaunlicher war aber das Ergebnis bei Experimenten, bei denen die Ziffernfolgen nur abgespeichert, aber nicht überprüft wurden, so dass das Ergebnis noch nicht bewusst feststand. Denn auch für bereits beendete Experimente soll man festgestellt haben, dass eine nachträgliche Beeinflussung möglich war.

Wenn dem so ist, nämlich dass eine nachträgliche (Zeit als Illusion?) Beeinflussung von nicht gemessenen Ergebnissen mit Gedanken möglich ist, dann stellt sich mir die Frage, ob es tatsächlich anmaßend ist, den Gedanken zu verfolgen, dass man nachträglich, also rückwirkend, „Herr seiner Vergangenheit" werden kann? Denn genau darum geht es bei der Omniatherapie.

8.8. Was sind morphische Felder?

Nachdem wir uns mit der möglichen Beeinflussung der materiellen Welt durch Gedanken beschäftigt haben, kommen wir automatisch zum dem Bereich der „morphischen Felder ", die Rupert Sheldrake postulierte. Hier verlassen wir allerdings den Bereich der "wissenschaftlich anerkannten Physik".

> Als morphisches Feld (engl. „morphic field"), ursprünglich auch als morphogenetisches Feld, bezeichnete der britische Biologe Rupert Sheldrake ein hypothetisches Feld, das als „formbildende Verursachung" für die Entwicklung von Strukturen sowohl in der Biologie, Physik, Chemie, aber auch in der Gesellschaft verantwortlich sein soll. Von der Naturwissenschaft wird die Hypothese als pseudowissenschaftlich eingestuft, dennoch wird die wissenschaftliche Überprüfung der Hypothese in Einzelfällen gefordert. Auch Vertreter der Sozialwissenschaften haben die Hypothese ernsthaft diskutiert.
>
> Sheldrake postulierte die Existenz eines universellen Feldes, welches das „Grundmuster" eines biologischen Systems kodieren soll. Er nahm zunächst Bezug auf

den davor bereits bestehenden Begriff des morphogenetischen bzw. Entwicklungs-Feldes, formulierte ihn aber im Rahmen seiner Hypothese neu.

Nach Sheldrakes Ansicht ist es einer Form, die bereits an einem Ort existiert, ein Leichtes, auch an irgendeinem anderen Ort zu entstehen. Nach dieser Hypothese wirkt das morphische Feld nicht nur auf biologische Systeme, sondern auf jegliche Form, beispielsweise auch auf die Bildung von Kristallstrukturen. Dies nannte Sheldrake 1973 ein morphisches Feld, später auch das Gedächtnis der Natur. Seine Hypothese veröffentlichte er 1981 in seinem Buch A New Science of Life (deutsch: „Das schöpferische Universum. Die Theorie des morphogenetischen Feldes").

In seinem 1988 veröffentlichten Werk "Presence of the Past: A Field Theory of Life". (deutsch: „Das Gedächtnis der Natur. Das Geheimnis der Entstehung der Formen in der Natur") erweiterte er seine Hypothese dahingehend, dass die morphischen Felder auch die Naturgesetze selbst erfassen. Nach dieser Sichtweise bestünde die Natur möglicherweise nicht aus Naturgesetzen, sondern eher aus Gewohnheiten.

Im Unterschied zum elektromagnetischen Feld als „energetischem Typus der Verursachung" soll dieses Feld keine Energie zur Verfügung stellen. Die Hypothese eines morphischen Feldes dient als Erklärungsmodell für das genaue Aussehen eines Lebewesens (als Teil seiner Epigenetik) und sollte am Verhalten und der Koordination mit anderen Wesen beteiligt sein. Dieses morphogenetische Feld soll eine Kraft zur Verfügung stellen, welche die Entwicklung eines Organismus steuert, sodass er eine Form annimmt, die anderen Exemplaren seiner Spezies ähnelt. Ein Rückkoppelungsmechanismus namens morphische Resonanz soll sowohl zu Veränderungen an diesem Muster führen, als auch erklären, warum etwa Menschen während ihrer Entwicklung die spezifische Form ihrer Art annehmen.

Bereits 1958 hatte der Chemiker und Philosoph Michael Polanyi in seinem Buch „Personal Knowledge: Towards a Post-Critical Philosophy" ein sehr ähnliches Konzept entwickelt, das er ebenfalls als morphogenetische Felder bezeichnet hatte. Andere Vorläufer sind die ebenfalls weitgehend unbeachtete Theorie morphogenetischer Felder des Biologen Alexander Gurwitsch aus den 1920er Jahren und die noch ältere, um die vorhergehende Jahrhundertwende erstellte Entelechie-Theorie des Embryologen Hans Driesch.

Eines von Sheldrakes Beweismitteln war die Arbeit des Forschers William McDougall von der Harvard-Universität, der in den 1920er Jahren die Fähigkeit von Ratten untersucht hatte, aus Labyrinthen herauszufinden. Er hatte herausgefunden, dass Ratten, nachdem andere vor ihnen das Labyrinth gelernt hatten, schneller hindurch fanden. Zuerst brauchten die Ratten 165 Fehlversuche, bevor sie jedes Mal ohne Fehler durch das Labyrinth fanden, aber nach einigen Generationen waren es nur noch 20 Fehlversuche. McDougall glaubte, dass der Grund dafür in einer Art von Lamarckschem Evolutionsprozess lag. Sheldrake hingegen sah darin den Beweis für die Existenz eines Feldes. Die Ratten, welche das Labyrinth zuerst durchliefen, schufen nach seiner Ansicht ein Lernmuster innerhalb eines „Rattenfeldes", auf das die Nachkommen dieser Ratten zurückgreifen konnten, auch wenn sie nicht verwandt waren. Für die Versuche wurde stets dasselbe Labyrinth verwendet, Geruchsspuren wurden außer acht gelassen.

Ein anderes Beispiel kam aus der Chemie, in der sich ein anderes noch ungeklärtes „Lernverhalten" bei der Züchtung von Kristallen abspielte. Wenn eine neue chemische Verbindung erstmals hergestellt wird, geht der Kristallisationsprozess langsam vonstatten. Wenn andere Forscher das Experiment wiederholen, stellen sie fest, dass der Prozess schneller abläuft. Chemiker schreiben dies der gestiegenen Qualität späterer Experimente zu – die Fehler der früheren Versuche waren schon dokumentiert und wurden nicht erneut begangen. Sheldrake hingegen glaubte, dass dies ein weiteres Beispiel für ein morphogenetisches Feld sei. Die Kristalle, die bei den ersten Versuchen gezüchtet worden waren, hätten ein Feld erschaffen, auf das die Kristalle der später durchgeführten Experimente zurückgegriffen hätten.

Seit damals wurde eine Reihe von anderen Beispielen hinzugefügt. Sowohl das Verhalten von Affen in Japan

> beim Putzen ihrer Nahrung als auch die Fähigkeit von europäischen Vögeln zu lernen, wie man Milchflaschen öffnet, wurden als Beispiele einer „nichtlokalen" Kraft bei Verhalten und Lernfähigkeit angeboten.[19]

Wenn man morphische Felder als eine Art Gedächtnisspeicher betrachtet, in welchem Informationen ohne Beschränkungen von Zeit und Raum übertragen werden, erinnert dies nach meiner Einschätzung u.a. an das Konzept der Verschränkung von quantenmechanischen Teilchen.

8.9. Das Prinzip des hundertsten Affen

Eine Erläuterung, was das morphische Feld bewirken soll, wird z.B. bei dem „Prinzip des 100-sten Affen" beschrieben. Ob die Geschichte stimmt oder es sich nur um einen modernen Mythos handelt, spielt keine Rolle, es geht mir an dieser Stelle nur darum, die „Idee" hinter dem morphischen Feld „greifbarer" zu machen.

Angefangen hat die Geschichte im Jahr 1958 auf der japanischen Insel Kōjima. Dort lebende Wissenschaftler sollen den Affen Süßkartoffeln gegeben haben. Die Tiere lernten mit der Zeit, die Süßkartoffeln vor dem Verzehr zu waschen, um sie vom Sand zu befreien.
Der Botaniker Lyall Watson beschreibt die weitere Entwicklung 1979 wie folgt: „Mit dem Hinzukommen eines hundertsten Affen überschritt die Zahl jedoch offenbar eine Art

[19] https://de.wikipedia.org/wiki/Morphisches_Feld

Schwelle, eine bestimmte kritische Masse, denn schon am Abend desselben Tages tat es fast der gesamte Rest der Herde. Und nicht nur das: das Verhaltensmuster scheint sogar natürliche Barrieren übersprungen zu haben und – ähnlich wie Glyzerinkristalle in hermetisch verschlossenen Reagenzgläsern – auch in Kolonien auf anderen Inseln sowie bei einem Trupp ... auf dem Festland spontan aufgetreten zu sein."

Drei Jahre später beschrieb der Autor Ken Keye, wie er sich dieses Lernverhalten erklärte:

> „Wenn eine kritische Anzahl ein bestimmtes Bewusstsein erreicht, kann dieses neue Bewusstsein von Geist zu Geist kommuniziert werden."

Der hundertste Affe soll sozusagen einen für uns noch nicht erklärbaren „spontanen" Lernvorgang initiiert haben. Lyall Watson ging noch einen Schritt weiter:

- „Wenn nur genug von uns etwas für wahr halten, dann wird es für alle wahr."

Das Konzept der morphischen Felder von Rupert Sheldrake würde das „Prinzip des hundertsten Affen" erklären.

8.10. Das morphische Feld als Konzept für die Materie

Legt man das Konzept des morphischen Feldes zu Grunde, dann würde dies erklären, warum Zellen bei Vorhandensein eines ordnenden morphischen Feldes genau so wachsen, wie sie sollen. Schneidet man sich z.B. in den Finger, dann wachsen die Zellen an den Schnittflächen dergestalt, dass die Wunde verheilt. Woher wissen die Zellen, wie sich wachsen müssen?

Falls eine Struktur jedoch weniger organisiert ist, wird das morphische Feld bzw. auch Informationsfeld verändert, dann wachsen Zellen ungeordnet. Eine veränderte Information führt zu einer geänderten Organisation. Könnte dies eine Erklärung für ein ungeordnetes Zellwachstum sein, nämlich dass das ordnende Feld gestört ist?

Wie wirkt, wenn es das gibt, das morphische Feld auf das Bewusstsein? Wie auf die Seele? Gibt es eine Wechselwirkung? Ist ggfs. jedes Bewusstsein an der Wirklichkeit aller anderen Bewusstseine bzw. Lebewesen beteiligt?

8.11. Telesomatik - Verbindung zwischen Menschen

Sobald man sich mit dem Konzept des morphischen Feldes bzw. der Bewusstseine beschäftigt hat, kommt man unweigerlich zu der Frage, inwieweit sich zum einen alle Bewusstseine gegenseitig beeinflussen, sowie zum anderen, welche Verknüpfung zwischen Bewusstseinen besteht oder möglich ist.

Jede Mutter weiß, was ich damit meine, wenn ich sage, dass es eine unsichtbare Verbindung zwischen einer Mutter und ihrem Kind gibt. Eine Mutter weiß einfach, was das eigene

Kind spürt, wenn es in Not ist. Mütter spüren über beliebig weite Entfernungen, dass irgendetwas nicht stimmt, wenn das eigene Kind in Panik ist.

Aber es muss noch nicht einmal eine extreme Notsituation sein. Als unsere Kinder im Babyalter geschrien haben, weil sie Hunger hatten, hat bei meiner Frau sofort der Milcheinschuss eingesetzt, selbst wenn die Kinder 4 km entfernt bei den Großeltern waren.

Bei telesomatischen Erlebnisses weiß man erst hinterher, dass es eine Verbindung zwischen gefühlsverbundenen Menschen gab, z.B. wenn die Mutter einen Milcheinschuss hat oder spürt, dass ihrem Kind etwas passiert ist. Solch eine Erfahrung kann man nicht bewusst herbeiführen oder planen.

Dieses Fernspüren (Telesomatik) gibt es zwischen Menschen, die emotional sehr verbunden sind, also nicht nur zwischen Müttern und ihren Kindern. Die Frage ist, wie so etwas mit der heutigen Physik erklärt werden kann. Einen Zufall schließe ich, weil diese Erfahrungen zu häufig gemacht wurden und werden.

Deutlich näher liegt mir die Erklärung, dass sich alle Bewusstseine gegenseitig beeinflussen bzw. miteinander irgendwie „verbunden" sind. Je näher man sich emotional steht, desto „verschränkter" interagieren die Bewusstseine.

Falls dem so sein sollte, wäre tatsächlich anzunehmen, dass jeder an der Wirklichkeit eines jeden Anderen beteiligt ist und auch das Versenden von Energie oder das Aussprechen von Fürbitten Auswirkungen hat. Auf diese Punkte komme ich später noch ausführlich zu sprechen.

8.12. Ursache und Wirkung

Kommen wir wieder zu der wissenschaftlichen Physik zurück. Das Gesetz von Actio = Reactio.

Dieses Prinzip, auch Gegenwirkungsprinzip, Wechselwirkungsprinzip oder drittes Newton´sches Axiom genannt, ist ein von Isaac Newton postuliertes Gesetz, das besagt, dass bei der Wechselwirkung zwischen zwei Körpern jede Aktion zeitgleich eine gleich große Reaktion erzeugt. Dieses Gesetz von Ursache und Wirkung wird als universell betrachtet.

Die Beziehung Actio = Reactio wurde in viele andere Bereiche übertragen, z.B. besagt das Geheimnis von Hermes Trismegistos:

- „Wie innen, so außen. Wie oben, so unten."

Warum sollte das Gesetz „Actio = Reactio" bzw. „Ursache und Wirkung" nur auf der materiellen Ebene Gültigkeit besitzen? Diese universelle Betrachtung hat nach den voran gegangenen Erläuterungen in meinen Augen ganz sicher Gültigkeit für alles, was wir denken und fühlen. Das „Gesetz der Anziehung" scheint mir hierdurch nicht nur bestätigt, sondern belegt. Das, was wir denken und fühlen, ziehen wir an und sind dementsprechend verantwortlich für alles, was wir im Leben manifestieren.

Gerade dieser Punkt ist für die Omniatherapie außerordentlich wichtig. Wer es ablehnt, die Verantwortung für sein Leben anzuerkennen und anzunehmen, wird nach meiner Einschätzung immer ein „Opfer" bleiben und sein Leben nicht „in die Hand nehmen" können. Wer aber bereit ist, diese Erkenntnis zu verinnerlichen, der wird mit der Omniatherapie außerordentlich positive Ergebnisse erreichen können.

9. Biologische Hintergründe

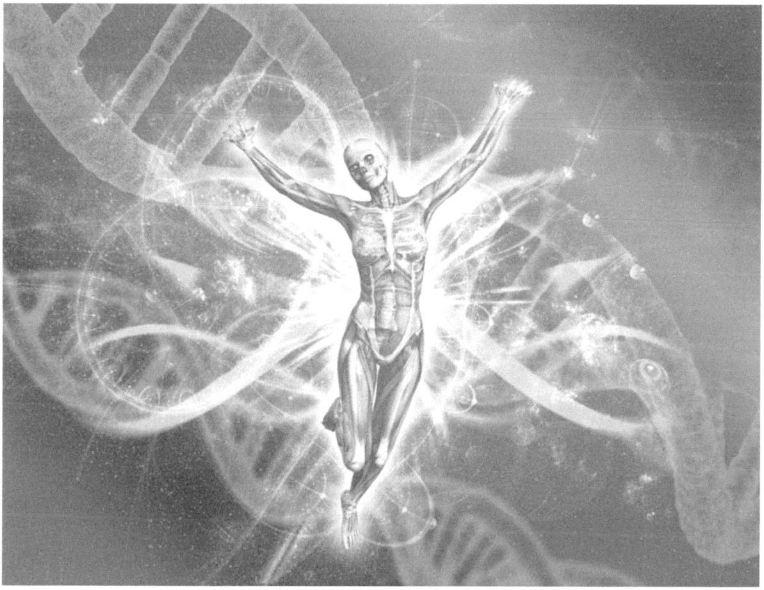

9.1. Das Gehirn – Ein absolutes Wunderwerk

Gibt es „dumme Menschen"? Ich behaupte, dass dies nicht der Fall sein kann. Es gibt zwar sicher unterschiedlich intelligente Menschen, aber „dumm" kann kein Mensch sein, denn das menschliche Gehirn ist ein „Wunderwerk der Natur".

Haben Sie eine Vorstellung davon, zu welcher „Rechenleistung" ein menschliches Gehirn fähig ist?

> Fujitsu hat es mit seinem Großrechner geschafft, die Rechenleistung eines Prozentes des menschlichen Gehirns zu simulieren. Das hinter dem Experiment stehende Forschungsinstitut RIKEN benötigte dabei allerdings 40 Minuten um diese Hirnaktivitäten eine Sekunde lang nachzubilden. Bei der Simulation wurden virtuelle 1,73 Milliarden Nervenzellen geschaffen, die über 10,4 Billiarden Synapsen verbunden waren. Die Berechnungen wurden dabei mit dem japanischen Superrechner K gemacht, der 2011 als leistungsstärkster Rechner der Welt angesehen wurde. Im Inneren des Großrechners sind 82.944 Prozessoren verbaut.
>
> Bei diesem Versuch, der mit Hilfe der Open-Source-Software NEST bewerkstelligt wurde, wurde ein 1 PB großer Hauptspeicher benötigt - für jede einzelne Synapse musste ein Speicher von 24 Byte zur Verfügung stehen. Das entspricht der Leistungsfähigkeit von rund 250.000 PCs. Die japanischen Forscher konnten damit wichtige Daten liefern, um das Nervennetz im Hirn besser zu verstehen und reproduzieren zu können. Daneben sollte mit der Hirnsimulation aber auch die Fähigkeiten von Simulationssoftware getestet und die Leistungsgrenzen des Supercomputers ausgereizt werden.[20]

Das heißt, dieser Riesenrechner hat 40 Minuten benötigt, um 1 Sekunde der Rechenleistung des Gehirns zu simulieren.

---

20 http://www.tomshardware.de/Superrechner-menschliches-Gehirn-Wissenschaft-Forschung,news-249437.html

Dazu „merkt" sich das Gehirn alles zu 100%, was im Leben erlebt, gefühlt und gesehen wird. Kann man unter Berücksichtigung dieser Rechen- und Speicherleistung wirklich noch davon sprechen, dass ein Mensch „dumm" sein kann?

9.2. Die DNA des Menschen

Was versteht man unter DNA?

> Desoxyribonukleinsäure (Des|oxy|ri|bo|nu|kle|in|säu|re; kurz DNS; englisch DNA für deoxyribonucleic acid) (lat.-fr.-gr. Kunstwort) ist ein in allen Lebewesen und in bestimmten Virentypen (DNA-Viren) vorkommendes Biomolekül und Träger der Erbinformation, also der Gene. Das Wort setzt sich zusammen aus des-, Oxygenium (Sauerstoff), Ribose (siehe Desoxyribose) und Nukleinsäure.
>
> Im Normalzustand ist DNA in Form einer Doppelhelix aufgebaut. Chemisch gesehen handelt es sich um Nukleinsäuren, lange Kettenmoleküle (Polymere), die aus vier verschiedenen Bausteinen, den Nukleotiden aufgebaut sind. Jedes Nukleotid besteht aus einem Phosphat-Rest, dem Zucker Desoxyribose und einer von vier organischen Basen (Adenin, Thymin, Guanin und Cytosin, oft abgekürzt mit A, T, G und C).
> Die Gene in der DNA enthalten die Information für die Herstellung der Ribonukleinsäuren (RNA, im Deutschen auch RNS). Eine wichtige Gruppe von RNA, die mRNA, enthält wiederum die Information für den Bau

> der Proteine (Eiweiße), welche für die biologische Entwicklung eines Lebewesens und den Stoffwechsel in der Zelle notwendig sind. Innerhalb der Protein-codierenden Gene legt die Abfolge der Basen die Abfolge der Aminosäuren des jeweiligen Proteins fest: Im genetischen Code stehen jeweils drei Basen für eine bestimmte Aminosäure.
>
> In den Zellen von Eukaryoten, zu denen auch Pflanzen, Tiere und Pilze gehören, ist der Großteil der DNA im Zellkern als Chromosomen organisiert, ein kleiner Teil befindet sich in den Mitochondrien – den „Kraftwerken" – der Zellen. Pflanzen und Algen haben außerdem DNA in ihren Chloroplasten, den Photosynthese betreibenden Organellen. Bei Bakterien und Archaeen – den Prokaryoten, die keinen Zellkern besitzen – liegt die DNA im Cytoplasma. Manche Viren, die RNA-Viren, haben keine DNA, sondern RNA, um die genetische Information zu speichern.
>
> Im allgemeinen Sprachgebrauch wird die Desoxyribonukleinsäure überwiegend mit der englischen Abkürzung DNA bezeichnet; die parallel bestehende deutsche Abkürzung DNS wird hingegen seltener verwendet und ist laut Duden „veraltend".[21]

Dass man eine theoretische Vorstellung davon hat, was die Wissenschaft sich unter der DNA vorstellt, bedeutet noch nicht, dass man wirklich „weiß", welche Bedeutung die DNA

[21] https://de.wikipedia.org/wiki/Desoxyribonukleins%C3%A4ure

für den Menschen und die Natur hat. Zum einen hat man nur eine Idee von einem kleinen Teil der DNA-Bestandteile, zum anderen forscht man überwiegend an der materiellen Oberfläche, ohne das Grundlegende verstanden zu haben, z.B. woher die DNA stammt, wie sie sich bilden konnte, wer der Schöpfer ist, welche Funktionen die DNA noch übernimmt und ob es eine Kommunikation mit der DNA gibt.

So möchte ich z.B. an dieser Stelle auf die Untersuchungen von Prof. Fritz-Albert Popp, einem deutschen Physiker, geboren am 11. Mai 1938 in Frankfurt a.M., hinweisen. Über die Entdeckung der Biophotonen schreibt z.B. der Spiegel:

> „Die Existenz dieser Biophotonen ist mittlerweile unumstritten. Den Nobelpreis hat Popp trotzdem nicht erhalten."

Und zu den Biophotonen:

> Für den Nachweis legte Popps Doktorand Bernhard Ruth anfangs Gurken- und Kartoffelkeime, später tierische Zellen in einen so genannten Photonen-Vervielfacher. Bei jeder Probe registrierte der Apparat Lichtemissionen, die im Laufe der Zeit schwächer wurden. Versuche mit lebenden und toten Zellen ergaben, dass bei lebenden Systemen die Lichtstrahlung langsamer abklingt. Popp folgerte: Die Biophotonen werden von durch Sonnenlicht angeregten Elektronen erzeugt. Wenn die Elektronen dann von ihrem höheren Energieniveau herabfallen, strahlen sie Licht ab. Bei einem Blatt beispielsweise, das vor längerer Zeit gepflückt

> wurde, fällt die Abstrahlkurve schneller ab als bei einem frisch gepflückten Blatt, weshalb Popp vermutet, dass die Elektronen in letzterem Fall nicht unabhängig voneinander agieren. Die Elektronen sind sozusagen voneinander informiert. Das Licht ist dann kohärent, wie bei einem Laser.
>
> Aber welche Funktion erfüllt dieses Licht in den Zellen? Eine Bemerkung Schrödingers brachte Popp auf die Spur: "Für höhere Tiere", schrieb Schrödinger, "kennen wir die Art von Ordnung, von welcher sie sich ernähren; es ist der geordnete Zustand der Materie in den Verbindungen, welche ihnen als Futter dienen." Und schließlich: "Pflanzen besitzen ihren stärksten Vorrat an "negativer Entropie" selbstverständlich im Sonnenlicht." Diesen Gedanken hat Popp weiterentwickelt. Sonnenlicht ist eine elementare Nahrungsquelle der meisten Lebewesen. Aus ihm beziehen auch wir Menschen auf zellulärer Ebene Energie und ordnende Signale. Nach Popp sind Lebensmittel nichts Anderes als Lichtinformation. Kurzum, wir Menschen sind "Lichtsäuger".[22]

Prof. Popp geht davon aus, dass der menschliche Organismus aus Licht (elektromagnetischer Strahlung) wichtige ordnende Impulse erhält. Die Schnittstelle dafür ist die DNA. Die elektromagnetischen Interaktionen sollen nach Aussage anderer Wissenschaftler sogar noch erheblich weiter gehen:

---

[22] http://www.spiegel.de/wissenschaft/mensch/biophotonen-das-raetselhafte-leuchten-allen-lebens-a-370918.html

„Unabhängig von der biochemischen Funktion als Eiweißproduzent ist die DNA ein komplizierter elektronischer Biochip, der mit seiner Umwelt kommuniziert, wie neueste Forschungen aus Russland ergeben haben", meinen die Grenzwissenschaftler Grazyna Fosar und Franz Bludorf.

9.3. Wird die DNA von Gedanken und Gefühlen beeinflusst?

Eine weitere wichtige Erkenntnis hat die Forschergruppe Garjajev publiziert. Neben der Bedeutung für genetische Fingerabdrücke und für gezielte gentechnische Veränderungen des Erbguts wird jetzt die Frage nach der eigentlichen Funktion der kompletten DNA gestellt. Die russischen Wissenschaftler haben sich mit jenen 90% des DNA-Moleküls befasst, die nichts mit der Eiweiß-Synthese, also mit biochemischen Prozessen, zu tun haben. Sie gehen davon aus, dass die spezielle Form der Doppelhelix die Funktion einer Antenne zum Empfangen und Senden elektromagnetischer Wellen übernimmt. Dies soll vor allem auf modulierte, also beeinflusste Wellen, zutreffen. Dabei werden Modulationen von der DNA als Informationen interpretiert und gespeichert. Diese Forschungsrichtung wird dementsprechend unter dem Stichwort Wellengenetik subsummiert.

Gemäß weiteren Untersuchungen wird die DNA von unterschiedlichen Wellenlängen des elektromagnetischen Spektrums unterschiedlich beeinflusst. Man weiß z.B., dass die Resonanzfrequenz der menschlichen DNA-Helix bei ca. 150

Megahertz liegt. Dies ist u.a. deshalb von Bedeutung, da Mobilfunknetze in Frequenzbereichen senden, die den harmonischen Oberwellen von 150 Megahertz entsprechen. Dies führt dazu, dass die elektromagnetischen Wellen der Mobilfunkmasten und Mobiltelefone die DNA in Schwingung versetzen. Ob dies positive Auswirkungen auf Ihre DNA haben kann, werden Sie bestimmt schnell einzuschätzen vermögen.

Somit scheint die DNA in erster Linie das elektromagnetische Kommunikationsgerät einer jeden Körperzelle zu sein. Die Gene sollen dabei nur 5% der DNA ausmachen, 95% der DNA sollen zur Kommunikation genutzt werden. Zellen interagieren und kommunizieren untereinander und mit der elektromagnetischen Umwelt. Zellen sind quasi Lichtspeicher, die sich gegenseitig beeinflussen.

Wenn man somit weiß, dass die DNA von außen beeinflussbar ist, dann liegt der Schluss nahe, dass man aktiv auf die eigene DNA einwirken kann. Die DNA ist dann der Empfänger von Gedanken und Gefühlen.

9.4. Ein Beleg für eine Beeinflussung der DNA

Einen sehr spannenden Bericht habe ich im Internet gefunden. Da er auf Englisch ist, übersetze ich ihn im Folgenden:

> Drei verschiedene Studien, die von unterschiedlichen Teams anerkannter Wissenschaftler durchgeführt

wurden, haben etwas wirklich Außergewöhnliches gezeigt. Aber als eine neue Untersuchung diese drei Ergebnisse miteinander in Verbindung setzte, wurde etwas Überraschendes (orig. Schockierendes) festgestellt, etwas, das sich "in Sichtweise versteckte".

Die menschlichen Gefühle formen buchstäblich die Welt um uns herum. Nicht nur unsere Wahrnehmung der Welt, sondern die Wirklichkeit selbst.

Im ersten Experiment wurde menschliche DNA, die in einem versiegelten Behälter isoliert war, in die Nähe eines Testobjekts platziert. Die Wissenschaftler gaben dem Spender (Anm. d. Verf. "der DNA") einen emotionalen Reiz und, was schon faszinierend genug ist, die Gefühle beeinflussten deren DNA im anderen Raum. In Gegenwart von negativen Gefühlen "spannte" sich die DNA. In Gegenwart von positiven Gefühlen entspannten sich die Spiralen der DNA.

- Die Wissenschaftler folgerten, dass "menschliche Gefühle Effekte hervorbringen, die den konventionellen Gesetzen der Physik trotzen".

Im einem zweiten ähnlichen, aber unabhängigen, Experiment extrahierten verschiedene Gruppen von Wissenschaftlern Leukozyten (weiße Blutkörperchen) von Spendern (Anm. d. Verf. "der DNA") und platzierten sie in Kammern, so dass sie elektrische Veränderungen messen konnten.

In diesem Experiment wurde der Spender (Anm. d. Verf. "der DNA") in einem Raum platziert und einer "emotionalen Stimulation" unterworfen, die aus Videoclips bestand, die im Empfänger unterschiedliche Gefühle erzeugten.

Die DNA wurde in einem anderen Raum in demselben Gebäude platziert. Sowohl der Spender (Anm. d. Verf. "der DNA"), als auch seine DNA wurden überwacht, und als der Spender (Anm. d. Verf. "der DNA") gefühlsmäßige Gipfel oder Täler zeigte (gemessen durch elektrische Reaktionen), zeigte die DNA die identischen Reaktionen zum genau gleichen Zeitpunkt.

Es gab keine Verzögerung, keine Übertragungszeit. Die DNA-Gipfel und -Täler haben den Gipfeln und Tälern des Spenders (Anm. d. Verf. "der DNA") zeitgleich entsprochen.

Die Wissenschaftler wollten sehen, wie weit sie den Spender (Anm. d. Verf. "der DNA") von seiner DNA trennen konnten und diesen Effekt noch feststellten. Sie hörten auf zu testen, nachdem sie die DNA und den Spender (Anm. d. Verf. "der DNA") um 50 Meilen getrennt hatten und noch das gleiche Ergebnis feststellten. Keine Verzögerung, Keine Übertragungszeit. Die DNA und der Spender (Anm. d. Verf. "der DNA") zeigten die gleichen identischen Reaktionen zum gleichen Zeitpunkt.

- Die Schlussfolgerung war, dass der Spender (Anm. d. Verf. "der DNA") und die DNA über Raum und Zeit hinaus miteinander kommunizieren können.

Das dritte Experiment erwies sich als ziemlich schockierend! Wissenschaftler beobachteten die Wirkung von DNA auf unsere physische Welt.

Lichtphotonen, die die Welt um uns herum bilden, wurden im Vakuum beobachtet. Ihre natürlichen Aufenthaltsorte waren völlig zufällig.

Menschliche DNA wurde dann in das Vakuum eingeführt. Das Überraschende (orig. Schockierende) war, dass die Photonen nicht mehr zufällig angeordnet waren. Sie folgten genau der Geometrie der DNA.

Wissenschaftler, die dies untersuchten, beschrieben dies so, dass sich die Photonen "überraschend und entgegen der Intuition" verhielten. Sie sagten weiter: "Wir sind gezwungen, die Möglichkeit eines neuen Feldes der Energie zu akzeptieren!"

- Sie folgerten, dass menschliche DNA buchstäblich das Verhalten von Licht-Photonen, die die Welt um uns herum bilden, beeinflusst.

Als eine neue Untersuchung durchgeführt wurde und alle diese drei wissenschaftlichen Ergebnisse miteinander verbunden wurden, waren die Wissenschaftler überrascht (orig. schockiert).

Sie kamen zu einer erstaunlichen Erkenntnis, dass, wenn unsere Gefühle unsere DNA beeinflussen und unsere DNA die Welt um uns herum formt, alle unsere Gefühle die Welt um uns herum verändern. Und nicht nur das, wir sind mit unserer DNA über Raum und Zeit verbunden.

- Wir erschaffen unsere Realität, indem wir sie mit unseren Gefühlen "auswählen".

Die Wissenschaft hat bereits einige unglaubliche Fakten über das Universum, in dem wir leben, bewiesen. Alles, was wir tun müssen, ist, die Punkte zu verbinden.[23]

Dieser Artikel ist für das Verständnis der Omniatherapie sehr wichtig, darum wiederhole ich die Schlusserkenntnis:

- Wenn unsere Gefühle unsere DNA beeinflussen und unsere DNA die Welt um uns herum formt, dann verändern wir mit unseren Gefühlen die Welt um uns herum, und wir sind mit unserer

[23] https://www.lifecoachcode.com/2017/02/26/emotion-shapes-reality/

> DNA über Raum und Zeit verbunden. Somit erschaffen wir unsere Realität mit unseren Gefühlen.

Das heißt, es gibt wissenschaftliche Belege dafür, dass wir mit unseren Gefühlen unsere Realität erschaffen, also somit auch für alles, was wir in unserer Realität erleben, verantwortlich sind. Der wichtige "Nebeneffekt" ist, dass wir somit auch die Freiheit haben, durch entsprechend ausgerichtetes Denken und Fühlen unsere Realität so zu erschaffen, wie wir es "wollen".

9.5. Phantom-DNA-Effekt

Auf ein spannendes Experiment möchte ich aufmerksam machen. Dr. Pjotr Garjajev und sein Kollege, der Quantenphysiker Dr. Vladimir Poponin, machten bei der Messung von Vibrationsmustern von DNA-Proben eine Beobachtung, die vielfach bei Wiederholungen dieses Experimentes bestätigt wurde. Sie bestrahlten eine DNA-Probe mit Laserlicht und erhielten auf einem Schirm ein erwartetes Wellenmuster. Wenn jedoch die Probe weggenommen wurde, dann blieb trotzdem eine regelmäßige Struktur bestehen, so als ob die DNA-Probe immer noch vorhanden wäre.

Durch weitere Experimente zeigte sich, dass diese Muster auf die DNA-Probe zurückzuführen waren, denn bei einem Gegenexperiment ohne DNA-Probe zeigte sich auf dem Schirm nur ein Zufallsmuster. Dieses Ergebnis wird als Phantom-DNA-Effekt bezeichnet.

Die Wissenschaft geht davon aus, dass die DNA ein Störungsmuster im Vakuum erzeugt hat, durch die ein magnetisiertes Wurmloch entstehen soll. Diese Muster im Vakuum, die durch lebende Materie entstehen sollen, sollen sogar über mehrere Monate nachweisbar sein.

9.6. Verschränkung des Blutes

Was man in der Physik unter Verschränkung versteht, hatte ich im letzten Kapitel erklärt. Inzwischen gibt es Hinweise darauf, dass es so etwas wie eine Verschränkung in lebenden Organismen gibt. Der Physiker und Chemiker Dr. Klaus Volkamer führt hierzu sehr spannende Experimente durch.

> Stellen Sie sich vor, Sie würden sich etwas Blut nehmen lassen und von diesem Blut je einen Tropfen in zwei winzige Glasschalen geben. Dann lassen Sie diese Blutstropfen über Tage an Licht und Luft komplett austrockenen, sodass jeglicher biologischer Prozess zum Erliegen kommt.
>
> Die eine Probe lassen Sie in Klagenfurt und die andere transportieren Sie z.B. in ein Labor in Wien. Dort verwenden Sie eine sündhaft teure Labor-Waage, die in der Lage ist, in einem Glaszylinder unter Luftabschluss 1/10.000stel Milligramm zu wiegen. In diese Waage geben Sie das Glasschälchen mit dem vertrockneten Blutstropfen und wiegen diese eine Woche lang, kontrolliert und dokumentiert von einem angeschlossenem Computer. Das Gewicht wird sich nach wenigen

Minuten bei einem Wert einpendeln, der uns als Zahl erst einmal nicht weiter interessiert. Dieser Wert soll unser Nullgewicht sein. Nach einer Woche werden Sie feststellen, dass dieser festgelegte Nullwert – sofern das Labor erschütterungsfrei gebaut ist – immer gleich geblieben ist, d.h. nichts ist dort passiert.

In Klagenfurt machen Sie in einem zweiten Labor genau das gleiche, auch hier tut sich gewichtsmäßig rein gar nichts.

In Klagenfurt geben Sie nach einer Woche nun auf den trockenen Blutstropfen in der Waage drei Tropfen Nährlösung, die man für das Wachstum von Bakterienstämmen verwenden würde, um das Blut biologisch wieder zu aktivieren. Natürlich wiegt die Schale mit dem Blutstropfen nun ca. 0,15g mehr, weil eben drei Tropfen Nährlösung dazu kamen. Wir definieren dieses neue Gewicht in Klagenfurt jetzt wieder als Null und schauen was passiert.

Die ersten Stunden bleibt die Nulllinie erhalten, dann, nach ca. 1 Tag, beginnt das Gewicht im 1/1.000stel Miligrammbereich zu steigen. Mit jedem Tag steigt es weiter. Nach der klassischen Physik dürfte das gar nicht sein, weil es ein abgeschlossenes System ist, aus dem nichts entweichen oder hineinkommen kann. Die „alte" Physik hat dafür keine Erklärung.

Jetzt kommt jedoch das Spektakuläre: Das Gewicht des trockenen Blutstropfens in Wien steigt ebenfalls!

Dort wurde aber nichts aktiviert, keine Nährlösung dazu gegeben, es bliebt immer völlig unberührt, niemand hat den Glaskolben berührt oder auch nur angesehen. Das Gewicht in Wien steigt im gleichen Maße wie das in Klagenfurt und zwar exakt zur gleichen Zeit mit gleichem Zuwachs.

Der Chemiker und Physiker Dr. Klaus Volkamer führte genau solche Experimente durch. Er entdeckte die feinstoffliche Materie, die er u.a. durch Versuche dieser Art begründete. Immer dann, wenn Leben keimt, wird sozusagen feinstoffliche Materie von der grobstofflichen angezogen. Anders formuliert: Die feinstoffliche haucht der grobstofflichen Materie das Leben ein. Diese feinstoffliche Materie ist Träger aller Informationen und Teil des Bewusstseins. Sie strukturiert sich in Quanten. Die kleinste Einheit ist die Zelle, die nächste der Zellverband, z.B. ein Herz und auch der Mensch oder die Erde sowie unsere Galaxie sind Einheiten dieser Feinstofflichkeit – alles Wesen mit einem Bewusstsein, alle miteinander verbunden. Die Kommunikation der feinstofflichen Quanten erfolgt mit millionenfacher Lichtgeschwindigkeit, durch alle grobstoffliche Materie oder Vakua hindurch, sie unterliegt nicht den Gesetzen der Einstein'schen Relativitätstheorie.

Dass die beiden Blutstropfen in Klagenfurt und Wien über mehr als 300 km miteinander kommunizieren, liegt an einer sogenannten physikalischen Verschränkung von feinstofflichen Einheiten. Und auch Blut ist eine Einheit für sich wie ein Organ. Bei 3.000 km oder 3.000.000 km wäre das Ergebnis immer das gleiche.

Ich gebe Ihnen recht, es bleibt dennoch gespenstisch, vor allem deshalb, weil es eben ein „toter" Tropfen Blut war. Aber die Geschichte geht noch weiter.

Wenn dann in Klagenfurt die Nährstoffe oder der Sauerstoff im Glaszylinder aufgebraucht sind, „stirbt" die reaktivierte Biologie des Blutstropfens und das Nullgewicht von einst stellt sich wieder ein. Gleichzeitig dazu auch bei dem „toten", unberührten Blutstropfen in Wien, weil die feinstoffliche Materie, das Leben also, wieder entschwunden ist. Faszinierend, oder?

Was mich dabei allerdings erschreckt, ist etwas ganz Anderes: Stellen Sie sich vor, Sie spenden 1/2 Liter Blut. Der Empfänger ihres Blutes, bzw. dessen Blut bleibt dann mit Ihrem Blut dauerhaft physikalisch verschränkt. Es verbindet Sie dann eine ganz direkte und besondere Kommunikation mit diesem Menschen bzw. dessen Blut, nur, Sie haben sich diese Person nicht ausgesucht, werden jedoch von ihr täglich über ihr Tun und Denken sowie deren Hormonausschüttungen beeinflusst, im Positiven wie im Negativen, wenn man das so sagen kann. Und stellen Sie sich vor, Sie hätten sogar fünf bis zehn Mal gespendet. Niemand

> kann heute ermessen, welche Konsequenzen dies wirklich hat.[24]

Ich kann dies nicht experimentell nachprüfen, aber sollten sich diese Hinweise bestätigen, dann würde ich dies als Sensation einstufen. Auf jeden Fall passt dieses Ergebnis zum Konzept der Omniatherapie.

[24] http://enmed.de/spuk-im-blut-des-menschen-entdeckung-der-feinstofflichen-materie/

10. Gesundheit - Krankheit – Symptome

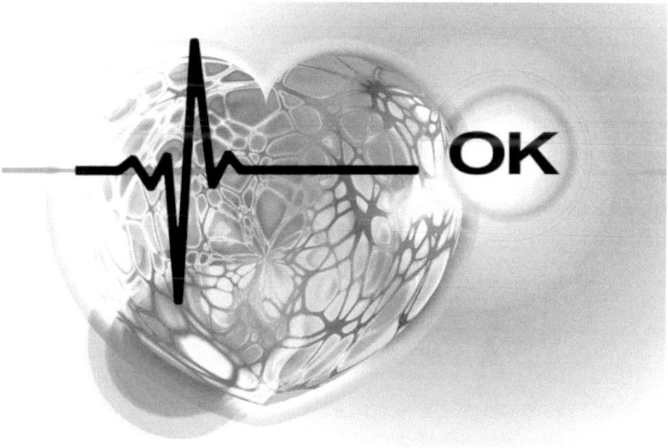

10.1. Was ist Gesundheit?

Die wohl am meisten verbreitete Definition von Gesundheit stammt von der Weltgesundheitsorganisation (WHO):

> „Gesundheit ist ein Zustand vollkommenen körperlichen, geistigen und sozialen Wohlbefindens und nicht allein das Fehlen von Krankheit und Gebrechen."

> „Health is a state of complete physical, mental and social wellbeing and not merely the absence of disease or infirmity."

Kritik: Wenn Gesundheit z.B. ein Zustand körperlichen Wohlbefindens ist, dann frage ich mich, ob auch jemand nach dieser Definition als krank eingestuft wird, der sich nicht in einem Zustand völligen körperlichen Wohlbefindens befindet, z.B. eine hochschwangere Frau kurz vor der Niederkunft. Von Wohlbefinden der Frau kann man hier nicht sprechen.

Daneben gibt es weitere Definitionen für Gesundheit:

• Nach Talcott Parson (Medizinsoziologe):

> „Gesundheit ist ein Zustand optimaler Leistungsfähigkeit eines Individuums für die wirksame Erfüllung der Rollen und Aufgaben, für die es sozialisiert (Sozialisation = Einordnungsprozess in die Gesellschaft, Normen- und Werteübernahme) worden ist."

Kritik: Diese Definition würde bedeuten, dass ein Mensch, der sich nicht im Zustand optimaler Leistungsfähigkeit befindet, als krank gilt. Ist dann fast jeder Mensch ab einem bestimmten Alter als krank anzusehen, weil er nicht mehr so leistungsfähig ist?

• Klaus Hurrelmann (1990):

> „Gesundheit ist der Zustand des objektiven und subjektiven Befindens einer Person, der gegeben ist, wenn die Person sich in den physischen, psychischen und sozialen Bereichen ihrer Entwicklung im Einklang mit den eigenen Möglichkeiten und Zielvorstellungen und

> den jeweils gegebenen äußeren Lebensbedingungen befindet."

Also kann nach dieser Definition jemand gleichzeitig gesund und krank sein, wenn z.B. ein Arzt eine Krankheit diagnostiziert, der Patient sich aber physisch, psychisch und sozial pudelwohl fühlt? Oder umgekehrt, wenn ein Arzt feststellt, dass ein Mensch kerngesund ist, dieser sich aber als krank einschätzen müsste, weil seine Möglichkeiten und Zielvorstellungen nicht übereinstimmen, z.B. weil er sich nicht so gut bewegen kann, wie er gerne möchte?

Der Sozialmediziner Aaron Antonovsky (1923–1994), der den Denkansatz der Salutogenese geprägt hat, definierte:

> „Gesundheit ist kein Zustand, sondern ein stetiger Prozess zwischen den Polen Gesundheit und Krankheit."

Diese Definition hilft überhaupt nicht weiter. Ist Hunger kein Zustand, sondern ein stetiger Prozess zwischen einem Sättigungsgefühl und Hunger? Ist Zufriedenheit kein Zustand, sondern ein Prozess zwischen den Polen Unzufriedenheit und Zufriedenheit?

Der Gesundheitswissenschaftler und Soziologe Bernhard Badura, der das Betriebliche Gesundheitsmanagement in Deutschland in den vergangenen Jahrzehnten mitgestaltet hat, definiert Gesundheit in Anlehnung an die WHO-Definition als "nicht nur etwas objektiv Feststellbares, sondern auch etwas subjektiv Erlebtes".

> "Gesundheit ist eine Fähigkeit zur Problemlösung und Gefühlsregulierung, durch die ein positives seelisches und körperliches Befinden – insbesondere ein positives Selbstwertgefühl – und ein unterstützendes Netzwerk sozialer Beziehungen erhalten oder wiederhergestellt wird."

Also ist z.B. Stephen Hawking trotz seiner schweren Krankheit ALS gesund, wenn er ein subjektives seelisches und körperliches Empfinden und ein positives Selbstwertgefühl hat, sowie auf ein unterstützendes Netz sozialer Beziehungen bauen kann?

Fazit: Die Definition von Gesundheit beschreibt nicht nur das Fehlen von Krankheit und Gebrechen, denn dann würde die Definition ausschließlich auf die Bestimmung von Krankheit reduziert werden, und der Begriff der Gesundheit wäre nur ein Begriff zur Beschreibung einer Abwesenheit von Krankheit. Dies würde aber viel zu kurz greifen. Insofern gibt es eine ganze Reihe von Definitionen, was Gesundheit ist, aber keine der mir bekannten Definitionen beschreibt den Begriff Gesundheit widerspruchsfrei.

10.2. Was ist Krankheit?

Wenn es so schwierig möglich zu sein scheint, den Begriff Gesundheit eindeutig und nachvollziehbar zu definieren, dann wird dies für den Begriff Krankheit wahrscheinlich ähnlich aussehen.

Krankheit wird u.a. wie folgt beschrieben:

- Krankheit (mittelhochdeutsch krancheit, krankeit, synonym zu Schwäche, Leiden, Not) ist die Störung der normalen Funktion eines Organs, der Psyche oder des gesamten Organismus.[25]

Hier stellt sich sofort die Frage nach der „normalen" Funktion? Woher weiß die Wissenschaft, welches die „normale" Funktion eines Organs ist?

Natürlich wird es unzählige Untersuchungen geben, die eine Theorie zur Folge haben, was z.B. die „normale" Funktion der Leber oder der Niere ist. Aber bedeutet dies, dass bei einer Funktionsweise, die nicht mehr in 99% aller Fälle beobachtet wird, automatisch eine „nicht-normale" Funktion vorliegt und dementsprechend aus dieser Definition heraus folgerichtig eine Krankheit diagnostiziert werden muss?

Was ist z.B., wenn eine Leber und eine Niere nicht mehr „normal" arbeiten, dies aber kein Zeichen für Krankheit ist, sondern für eine alternative biologische Reparatur, die an die aktuellen Bedürfnisse von Körper-Geist-Seele angepasst ist? Dann würde die Schulmedizin womöglich versuchen, dieses Reparaturprogramm zu unterbrechen und den eigentlichen „Normalzustand" wiederherzustellen, weil man noch nicht „weiß", dass es sich gar nicht um eine Krankheit handelt, sondern um eine selbst initiierte „Reparatur".

[25] https://de.wikipedia.org/wiki/Krankheit

Ein anderer Definitionsversuch lautet:

- Eine Krankheit ist eine Störung der normalen physischen oder psychischen Funktionen, die einen Grad erreicht, der die Leistungsfähigkeit und das Wohlbefinden eines Lebewesens subjektiv oder objektiv wahrnehmbar negativ beeinflusst. Die Grenze zwischen Krankheit und Befindlichkeitsstörung ist fließend.

Also ist z.B. eine „Krankheit", die die Leistungsfähigkeit und das Wohlbefinden steigern, keine Krankheit? Oder umgekehrt ist eine negative Beeinflussung sofort auf eine Krankheit zurückzuführen, z.B. eine Schwangerschaft, oder ist dies dann nur eine „Befindlichkeitsstörung"?

Man braucht nur in die Geschichte der Medizin zu schauen, um zu erkennen, dass immer weiter dazugelernt wurde. Heute ist die Schulmedizin viel weiter als vor fünfzig Jahren. In fünfzig Jahren wird sie erneute vieles Neues erkannt und gelernt haben. Und womöglich gehört dazu, dass man Krankheiten dann anders betrachtet, als heute, nämlich z.B. als notwendige Reparaturprogramme, die man anerkennen und positiv, ggfs. auch mit Medikamenten, aber ggfs. auch mit einer Aufarbeitung von Problemen auf seelischer Ebene, begleiten kann. Die Omniatherapie verfolgt genau dieses Ziel.

10.3. Was ist ein Symptom?

Wenn man weder den Begriff Gesundheit, noch den Begriff Krankheit eindeutig festlegen und definieren kann, dann stellt sich die Frage, ob man zumindest „weiß", was ein „Symptom" ist. Eine Erläuterung:

> Das Wort Symptom leitet sich von altgriechisch σύμπτωμα symptoma = ‚Zufall', ‚Begebenheit', συν syn = ‚zusammen' und πίπτειν píptein = ‚fallen' ab. Das Substantiv von letzterem ist πτῶμα ptoma = ‚Fall'.
>
> Ein Symptom ist in der Medizin und Psychologie ein Zeichen, das auf eine Erkrankung oder Verletzung hinweist. Es kann durch einen Untersucher in Form eines Befunds erfasst oder vom Patienten selbst als Beschwerde berichtet werden. Die Gesamtheit der aus einem Krankheitsprozess resultierenden Symptome ergibt die Symptomatik (auch klinisches Bild oder Klinik genannt).
>
> Subjektive Symptome stellen Krankheitszeichen dar, die durch den Betroffenen wahrnehmbar sind. Dagegen sind die objektiven Symptome oder klinischen Zeichen von außen wahrnehmbare Krankheitszeichen. Typische Kombinationen gleichzeitig auftretender Symptome bezeichnet man als Syndrom („Symptomverband").
>
> Deutliche Symptome werden meist vom Patienten selbst bemerkt und geben ihm Anlass, medizinischen

> oder psychotherapeutischen Rat zu suchen. Diskrete und verdeckte Symptome hingegen fallen oft erst bei eingehender Befragung im Rahmen der Anamnese oder durch eine körperliche Untersuchung auf. Vielen Erkrankungen geht eine mehr oder weniger ausgedehnte sogenannte präklinische Phase ohne spezifische Symptomatik voraus.[26]

Bei dieser Erläuterung wird der Begriff Symptom in einen direkten Zusammenhang mit dem Begriff Krankheit (ggfs. auch Verletzung) gebracht. Der Schwerpunkt wird im Körperlichen gesehen.

Ich bin konträrer Meinung. Natürlich gibt es im körperlichen Bereich augenscheinliche Symptome, z.B. Fieber, Schnupfen, Ausschlag, Entzündungen usw., aber ich bin davon überzeugt, dass die allermeisten Symptome nicht im Körperlichen zu finden sind, sondern im Verhalten eines Menschen oder auf Gefühlsebene. Diese Betrachtungsweise ist ein Kernpunkt der Omniatherapie.

Wenn jemandem die Nase läuft, wird dies sofort als Krankheitssymptom klassifiziert. Gegenmaßnahmen sind dann z.B. Nasentropfen oder anderen schleimhautabschwellende Substanzen. Was ist aber, wenn dieses „Naselaufen" kein Krankheitssymptom ist, sondern ein Zeichen der Seele, dass man die Nase voll hat und eine Auszeit benötigt? Bei dieser Betrachtung würde dieses Symptom eine völlig andere Bewertung erfahren und anders „gewürdigt" werden.

---

[26] https://de.wikipedia.org/wiki/Symptom

Ein anderes Beispiel: Im Frühjahr blühen die ersten Blüten, z.B. Birke. Sofort leiden hunderttausende an Heuschnupfen. Ein ähnliches Symptom wie bei einer „normalen Erkältung", aber mit einem völlig anderen Hintergrund. Die Schulmedizin diagnostiziert eine Allergie, also eine Überempfindlichkeit auf einen externen Reizauslöser mit einhergehenden körperlichen Sofortmaßnahmen, z.B. dem Ziel, die Reizstoffe auszuschwemmen.

Was ist jedoch, wenn dieser Heuschnupfen kein Krankheitssymptom ist, sondern ein gelerntes Verhalten auf eine reizauslösende Situation z.B. im Jugendalter? Könnte es nicht z.B. sein, dass man als Jugendlicher eine Situation erlebt hat, die als extrem belastend empfunden wurde, man also massiv die Nase voll hatte und sich „unterbewusst" ggfs. auch bewusst dagegen aufgelehnt hat, dabei aber die Rahmenbedingungen (Ort, Farbe, Geruch, Staub, Tierhaare etc.) „gelernt" hat und diese „Lernerfahrung" durch ein späteres Erleben ähnlicher Rahmenbedingungen angetriggert wird, was zu einer ähnlichen Reaktion des Körpers führt?

Diese Überlegungen werden in dem weiteren Verlauf des Buches ausführlich erläutert, weil die Omniatherapie tatsächlich alle Ebenen von Körper-Geist-Seele einbezieht und Lösungen auf allen Ebenen sucht.

10.4. Was führt zu körperlichen Krankheiten?

Natürlich gibt es auch Auslöser für körperliche Krankheiten und Beschwerden, die nichts mit psychisch-seelischen Hintergründen zu tun haben. Nach meiner Einschätzung gibt es jedoch für rein körperliche Ursachen nur wenige Ursachen, nämlich ausschließlich eine physische Überbeanspruchung. Wenn der Körper über seine Leistungs- und Stabilitätsgrenzen überbeansprucht wird, dann haben die Folgen nichts mit psychischen Begleitumständen zu tun, z.B.

- Mechanische Einwirkungen, z.B. Unfälle, Messerattacken, Schussverletzungen
- Vergiftungen, z.B. Arsen, Kohlenmonoxid etc.
- Verstrahlung, z.B. durch Radioaktivität, UV-Strahlung, Mikrowellenstrahlung usw.
- Biologische „Angreifer", z.B. gefährliche Bakterienstämme, Parasiten etc.
- Chemische Kontaminationen, z.B. Kampfstoffe
- Übersäuerungen, z.B. durch sauer wirkende Lebensmittel
- Genetische Dispositionen, z.B. Gendefekte

Die Überbeanspruchungen des Körpers können entweder allein der Auslöser für Krankheit und in der Folge den körperlichen Tod sein oder den Körper derart schwächen (z.B. Mobilfunkstrahlung), dass noch andere Ursachen, z.B. Stress (Lärm, Mobbing etc.) und Angst, zu entsprechenden Folgen führen.

10.5. Gibt es einen Unterschied zwischen physischen und psychischen Krankheiten?

In der Schulmedizin wird im Normalfall weitestgehend zwischen physischen und psychischen Krankheiten getrennt. In der Omniatherapie ist dies anders, außer bei rein physischen Überbeanspruchungen, wie im Kapitel zuvor erläutert.

Bei sämtlichen anderen „Krankheiten" betrachtet die Omniatherapie immer die Trinität von Körper-Geist-Seele. Alles beeinflusst sich gegenseitig, es gibt keinen völlig unabhängigen Teilbereich. Wenn Gedanken krankmachen, muss man zwar in erster Linie das Denken „behandeln", nicht den Körper, und umgekehrt hilft „nur ein geändertes Denken" nicht bei einer akuten Lungenentzündung. Trotzdem ist es bei einem Symptom auf Körperebene immer wichtig, parallel auch auf Geist- und auf Seelenebene für eine Klärung und Lösung zu sorgen.

Dabei muss man noch einen anderen Aspekt berücksichtigen, nämlich dass es einen Unterschied zwischen akuten und chronischen Beeinträchtigungen gibt. Ein Knochenbruch kennt z.B. keine Spontanverbesserung oder zeitweise

Bruchunterbrechung. Chronische Beschwerden allerdings doch. Warum ist es überhaupt möglich, dass ein chronisches Symptom von jetzt auf gleich verschwindet (man nennt dies dann oft Spontanheilung, um den Begriff Wunder möglichst zu vermeiden)?

Wenn ein Symptom eine psychische Ursache hat, dann muss man sich fragen, warum in diesen Fällen so häufig „materielle Pillen" eingesetzt werden. Der Geist (die Psyche) ist gerade nicht materiell. Warum sollen materielle Substanzen helfen, außer das Symptom zu minimieren? Wenn eine Graphikkarte in einem Computer defekt ist, startet man die Software nicht neu oder installiert ein neues Programm, sondern man tauscht die Graphikkarte aus. Wenn hingegen eine Software abgestürzt ist, hilft es nicht, den Monitor aus- und einzuschalten, dann muss das Programm neu gestartet werden, ggfs. mit Updates oder Plug-ins, die das Programm ergänzen oder stabilisieren.

Genau so sehe ich auch die Trinität Körper-Geist-Seele. Wenn der Körper „beschädigt" ist, z.B. ein Beinbruch, dann ist es sicher sinnvoll und zielführend, auf der Körperebene zu helfen, z.B. indem man den Knochen stabilisiert oder das Bein schient.

Wenn jedoch ein psychisches „Problem" die Ursache für ein Symptom ist, dann halte ich es für wesentlich sinnvoller, vor allem auf der Geist-Seele-Ebene zu helfen, was aber von körperlichen Hilfen begleitet werden kann und oftmals muss.

Leider scheint die Psyche nicht greifbar zu sein und psychische Probleme sind oftmals ein Tabu-Thema, das stigmatisiert ist. Es wird häufig als ein Zeichen von Schwäche oder Versagen gewertet, wenn Bulimie oder Alkoholismus etc. diagnostiziert werden. Tatsächlich sehe ich dies völlig anders. Warum kann man nicht dankbar für solch ein Symptom sein, weil es nur ein Symptom für eine tiefer liegende Ursache ist, die man aber auflösen kann, wenn man sich der Ursache bzw. des tatsächlichen Auslösers annimmt.

10.6. Was macht krank?

Man muss unterscheiden, ob eine „Krankheit" ausschließlich auf der Körperebene vorliegt, die z.B. auf einen Gendefekt zurückzuführen ist, oder ob psychische Ursachen eine Rolle spielen. Eines kann man aber in fast allen Fällen annehmen, nämlich dass „Angst" das größte Hindernis bei einer Heilung ist.

Oftmals wird sogar davon gesprochen, dass nicht der Krebs an sich den Körper massiv schwächt und ggfs. zum Tod führt, sondern die Angst vor dem Krebs dermaßen überhand nimmt, dass die Psyche „aufgibt" und der Körper dieses Aufgeben manifestiert.

10.7. Gibt es unheilbare Krankheiten?

Dass es unheilbare Krankheiten gibt, halte ich für ausgeschlossen. Es gibt nur Krankheiten, die man ggfs. heute noch nicht heilen kann. Die Schulmedizin lernt aber von Jahr zu Jahr dazu, und ich bin absolut davon überzeugt, dass es grundsätzlich für jede Krankheit einen Schlüssel zur Auflösung gibt. Er muss nur gefunden werden.

Allerdings gibt es auch heute bereits Krankheiten, die als unheilbar gelten, bei denen es jedoch Spontanheilungen gab. In diesen Fällen wird von Schulmedizinern überwiegend angenommen, dass die ursprüngliche Diagnose falsch war. Ich halte jedoch andere Gesundungsgründe für wahrscheinlicher, z.B. dass der Körper sich selbst geheilt hat, weil die Psyche keinen Zweifel hatte, dass dies geschehen wird.

Man muss sich insbesondere vor Augen halten, dass der Körper nur maximal 11-12 Monate alt ist, d.h. Ihr „Bio-Anzug" besteht aus Zellen, die in den maximal letzten 11-12 Monaten gebildet wurden. Sämtliche Zellen Ihres Körpers werden immer wieder ausgetauscht, je nach Zelle in unterschiedlichen Zyklen.

Unter dieser Perspektive sollte die Überlegung, dass der Körper in der Lage sein sollte, die „richtigen" Zellen anstatt „falsch empfundene" Zellen (man nennt diese Zellen auch entartet) zu produzieren, nahe liegt. Woran liegt es dann, dass bei einigen Menschen tatsächlich „neue gesunde" Zellen, bei anderen aber „Zellwucherungen" o.ä. gebildet werden?

10.8. Sind Kranke nur willensschwach?

Und damit sind wir bei der Frage, ob Kranke nur „willensschwach" sind, weil sie es nicht „schaffen", „neue gesunde" Zellen zu bilden.

Nun behaupte ich, dass es überhaupt keine Willensschwäche gibt. Auch wenn man von vielen Menschen behauptet, sie wären willensschwach, weil sie ein gesetztes Ziel nicht erreichen, dann widerspreche ich mit allem Nachdruck.

Es gibt deshalb keine Willensschwäche, weil jeder Mensch ohne Ausnahme genau das Ergebnis in sein Leben zieht, das er „unterbewusst" ausstrahlt. Wenn jemand z.B. nach außen hin deutlich macht, dass er z.B. unbedingt ein Buch schreiben möchte, es aber aus welchen Gründen auch immer nicht schafft, dann verweise ich immer darauf, dass das Schreiben eines Buches in Wirklichkeit nicht sein absolut priorisiertes Ziel ist, sondern er in Wirklichkeit „unterbewusst" wichtigere Ziele hat, z.B. wenig Aufwand zu haben, bequem zu leben oder möglicherweise ablehnende Meinungen zu seinem Buch zu vermeiden.

Erst wenn das Schreiben eines Buches wirklich sein oberstes Ziel ist, wird er automatisch Mittel und Wege finden, Zeit zu haben, um sich an den Computer zu setzen und mit dem Schreiben zu beginnen. Für das emotional wichtigste Ziel werden weder Vorsatz, noch Anstrengung benötigt. Wenn man unbedingt Bücher schreiben will, dann setzt man sich gerne auch nachts an den PC, um sich dadurch ausleben zu können. Und zwar völlig ohne jede Anstrengung oder Überwindung.

Es gibt somit nach meiner festen Überzeugung keine Willensschwäche, sondern nur das Unvermögen, die „unterbewusst" wichtigsten Ziele zu erkennen und auszudrücken, sowie ggfs. eine Relevanzverschiebung zu erreichen. Und hier sind wir wieder bei meiner Relevanz-Pyramide, die ich bereits erläutert habe.

Wenn man wissen will, was einem wirklich wichtig ist, dem empfehle ich, die Relevanz-Pyramide zu nutzen. Um im zweiten Schritt eine Relevanzverschiebung zu erreichen, muss man erst einmal erkennen, welche Glaubenssätze und Blockaden beiseite geräumt werden müssen. Dazu komme ich noch.

10.9. Sind Krankheiten eine Strafe?

Insbesondere im Altertum und im Mittelalter hat man angenommen, dass Naturkatastrophen und Krankheiten eine Strafe Gottes sind. Inzwischen weiß man, wie Erdbeben und Überschwemmungen entstehen, so dass die Zahl der Menschen, die dahinter eine göttliche Einflussnahme sehen, geringer geworden ist. Bei Krankheiten glauben aber noch heute viele Menschen, dass Gott damit strafen möchte.

Was wäre das für ein Gott, der seine „Kinder" mit Leid straft? Warum sollte er das tun? Wäre dies nicht extrem ungerecht, z.B. ein kleines, nettes Kind mit einer „unheilbaren" Krankheit bestrafen zu wollen? Ich bin sicher, nichts könnte weiter von der Wahrheit entfernt sein.

Ganz im Gegenteil bin ich davon überzeugt, dass man für alles, was im Leben passiert, selbst verantwortlich ist. Auch für „schlimme" Krankheiten. Stichwort Karma. Die Frage ist nur, wie geht man damit um?

Der Hl. Aurelius Augustinus sagte:

➢ „Kein Leid ist sinnlos. Immer gründet es in der Weisheit Gottes."

Was ist, wenn man diese Überzeugung übernimmt und versucht, zum einen das Positive an einer Krankheit zu sehen, zum anderen aber auch die eigene Verantwortung zu erkennen und anzunehmen?

Ich bin sicher:

➢ „Kein Problem ist schlecht. Es kommt darauf an, wie man darüber denkt."

Denn alles, was einem im Leben widerfährt, hat „drei" Seiten. Gibt es bei Ihnen z.B. eine Familienkonstellation, die Sie als schwierig erachten, weil Ihre Eltern sich Ihnen gegenüber nicht so verhalten haben, wie Sie sich dies selbst vorgestellt und gewünscht haben, dann wird das von Seiten Ihrer Eltern womöglich völlig anders beurteilt werden. Und dann gibt es noch eine dritte, ausschließlich göttlich-liebevoll-spirituelle

Betrachtungsmöglichkeit, die nur rückblickend eine "Erkenntnis" zulässt und die sicher von Ihrer Sichtweise und der Sichtweise Ihrer Eltern abweicht. Auf diesen Punkt komme ich später noch ausführlich zurück.

Kann man sich auch in ähnlicher Weise vorstellen, dass eine Krankheit etwas Gutes hat? Ich bin sicher, fast jeder Mensch hat dies bereits erlebt und kann diese Frage bejahen.

10.10. Hinweise der Seele

Wenn es nichts „Schlechtes" oder „Negatives" gibt, weil alles drei Seiten hat und aus unterschiedlichen Perspektiven verschieden „beurteilt" werden kann, dann stellt sich die Frage, warum dann überhaupt Symptome nötig sind.

Die Frage müsste allerdings mehr umgekehrt lauten, wie die Seele auf „Probleme" aufmerksam machen soll, wenn nicht durch „körperliche Symptome". Wenn man nicht auf „seinen Bauch" hört oder traumatische Erlebnisse verarbeiten muss, dann bleibt der Seelenebene keine andere Möglichkeit, als sich auf physischer oder psychischer Ebene „Gehör zu verschaffen". Das Schreiben von E-Mails oder SMS ist der Seele zumindest aktuell noch nicht möglich.

10.11. Erfüllen Symptome einen Sinn?

Unter diesem Blickwinkel erfüllen Symptome nicht nur einen Sinn, sondern man sollte für absolut jedes Symptom dankbar sein. Ich halte sie nämlich für Botschaften der Seele auf Körperebene, und die „Hinweise seiner Seele" sollte jeder Mensch ernst nehmen.

Demgemäß erfüllt jedes Symptom (z.B. eine Krankheit) einen Zweck, denn ein Leiden, egal ob psychisch oder physisch, führt immer zu einer Aufmerksamkeit. Ein Symptom wird als „Problem auf geistiger oder körperlicher Ebene" geschaffen, um auf ein tiefersitzendes „Problem" aufmerksam zu machen. Umgekehrt kann aber auch ein „Symptom" geschaffen werden, um das eigentliche „Problem" zu verbergen.

So oder so, das Ziel muss heißen: „Konfliktlösung".

Das Symptom ist dabei hilfreich, weil man es als „Pfadfinder und Lösungswegweiser" ansehen kann. Und damit kommen wir zu der Frage, wie das Symptom bei der „Lösungssuche" helfen kann.

10.12. Das Symptom als Lösungswegweiser

Was wäre, wenn ein Auto sprechen und sagen könnte, was defekt ist? Das würde die Arbeit von Werkstätten deutlich vereinfachen, weil die Fehlersuche entfallen könnte. Ein Problem auf der physischen Ebene beim Menschen zu erkennen, ist allerdings heutzutage überwiegend gut möglich.

Die Diagnostik leistet Erstaunliches. Deutlich schwieriger wird es aber, wenn ein Auto ein traumatisches Erlebnis, z.B. einen Unfall, gehabt hätte und es nun erklären müsste, warum es auf Grund dieses Erlebnisses langsamer (vorsichtiger) fährt. Die Gefühlsebene einer Maschine wurde noch nicht entdeckt, und ich bezweifle stark, dass es dazu kommen wird, aber bei Menschen steht es außer Frage, dass Gedanken und Gefühle den Körper und die Leistungsfähigkeit beeinflussen.

Nun stellt sich die Frage, wie man vorgehen kann, um ein Symptom als Hinweis der Seele auf ein unterbewusstes „Problem" zu nutzen, um die eigentliche Ursache zu finden und ggfs. aufzulösen. Dabei geht es mir nicht darum, ein Symptom, z.B. Übergewicht, zu „bearbeiten", sondern den tief liegenden Grund für ein Übergewicht herauszufinden und bewusst zu machen.

Folgende Fragen einer Symptomanalyse führen auf den Weg des Erkennens:

Wann ist das Symptom das erste Mal aufgetreten?

- Welche Situation hat zu diesem Symptom geführt (Umgebung, Menschen, Geräusche, Geruch, Wetter, etc.)?

- Welche Gefühle sind damit verbunden (Wut, Angst, Verzweiflung, Einsamkeit, Abstoßung, Machtlosigkeit, Kontrollverlust etc.)?

- Wie zeigt sich das Symptom auf psychischer Ebene?
- Wo hat sich das Symptom physisch manifestiert (Körperreise)?
- Warum genau dieses Organ? Welche Aufgabe obliegt diesem Organ?
- Welche vormaligen Erfahrungen werden damit verbunden? Wie hängt das Organ mit dem Erlebten zusammen?
- Welchen Vorteil hat das Symptom? Wofür ist dieses Symptom wichtig?
- Welchen Nachteil hat es, das Symptom loszulassen? Welchen Preis müsste man ggfs. dafür in Kauf nehmen?
- Warum ist es wichtig, gesund zu werden? Ist es wirklich das oberste Ziel?
- Welche Nachteile sind mit einer Gesundung verbunden?

In einer Analyse werden weitere Fragen auftauchen, die fallabhängig wichtig sein können. Die o.a. Fragen werden aber immer gestellt und aufgeschlüsselt.

10.13. Cui bono?

Die wahrscheinlich wichtigste Frage lautet:

➢ „Welchen taktischen Vorteil bringt das Symptom?"

Diese Fragestellung ist deshalb so wichtig, weil nichts „aus Versehen" oder „durch Zufall" passiert. Ein Symptom hat einen Zweck und ein Ziel. Ich halte es für abwegig, anzunehmen, dass ein Symptom „nur mal so" entsteht und keinen zielführenden Hinweis verkörpert. Warum soll sich der Körper selber „Symptome generieren", wenn es doch die bestmögliche Option für den Körper ist, symptomfrei zu funktionieren?

Also: Welchen Vorteil beinhaltet ein Symptom? Worauf weist es hin? Diese Fragestellungen werden bei der Erläuterung der genauen Vorgehensweise der Omniatherapie genauer betrachtet werden.

10.14. Was ist Psychosomatik?

Ein Erklärungsansatz:

> Mit Psychosomatik (altgr. ψυχή psyché für Atem, Hauch und Seele und σῶμα soma für Körper, Leib und Leben) wird in der Medizin die Betrachtungsweise und Lehre bezeichnet, in der die psychischen Fähigkeiten und Reaktionsweisen von Menschen in Gesundheit und Krankheit in ihrer Eigenart und Verflechtung mit

körperlichen Vorgängen und sozialen Lebensbedingungen in Betracht gezogen werden.

Ihre Erforschung und Umsetzung in der Krankenbehandlung erfolgt in der Psychosomatischen Medizin. Die theoretischen Modelle zur Erklärung der dabei festgestellten Zusammenhänge variierten seit der Begründung der wissenschaftlichen Medizin durch Hippokrates von Kos um 400 v. Chr. zeit- und wissensbedingt erheblich.

Komplementär zur Psychosomatik ist die Somatopsychologie, welche die Auswirkungen von körperlichen Erkrankungen auf emotionale und kognitive Prozesse untersucht.[27]

Kurz gesagt: Psychosomatische Symptome resultieren von einer Überlast von unterbewussten Gefühlen, die auf den Körper zurückfallen, wenn sie nicht verarbeitet werden.

Eine symptombezogene Therapie führt zu einer Symptomverschiebung, die Ursache des Symptoms muss gefunden werden (Erfahrungen, Gefühle, Gedanken).

10.15. Symptom als Chance

Wenn man ein Symptom als „Zeichen der Seele" annimmt, dann ist damit folgerichtig die Sichtweise verbunden, ein

[27] https://de.wikipedia.org/wiki/Psychosomatik

Symptom als Chance anzuerkennen und dankbar dafür zu sein.

➢ „Schickt Dir das Leben Zitronen, mach Limonade draus."

Dieser bekannte Satz passt zur Betrachtungsweise von Symptomen. Wenn sich ein Symptom manifestiert, seien Sie dankbar dafür, weil Sie dadurch die Chance erhalten, einen Hinweis Ihrer Seele zu erkennen.

➢ „In jeder Niederlage steckt eine Chance."

Dieses alte Sprichwort passt gleichfalls gut, obwohl man ein Symptom keinesfalls als Niederlage ansehen darf. Ein Symptom beinhaltet aber auf jeden Fall eine Chance, nämlich die Möglichkeit, ein tief verwurzeltes Problem zu erkennen und ggfs. aufzulösen.

Wenn dabei das Beschreiben eines Problems nicht zu einer Lösung führt, dann ist die Beschreibung falsch. Das Problem wird gern so beschrieben, dass eine Lösung unmöglich ist oder zumindest vermieden wird. Hätte man die richtige Beschreibung, wäre die Lösung naheliegend. Wichtig für eine Symptomauflösung sind deshalb Erkenntnisse im Bewusstsein und Unterbewussten, denn Verstehen und Einsicht sind der erste Schritt. Ihr Unterbewusstes kennt die Lösung. Die Frage ist nur, auf welchem Weg man zur Lösung findet. Und genau dies ist der Kern der Omniatherapie.

11. Körper – Geist – Seele

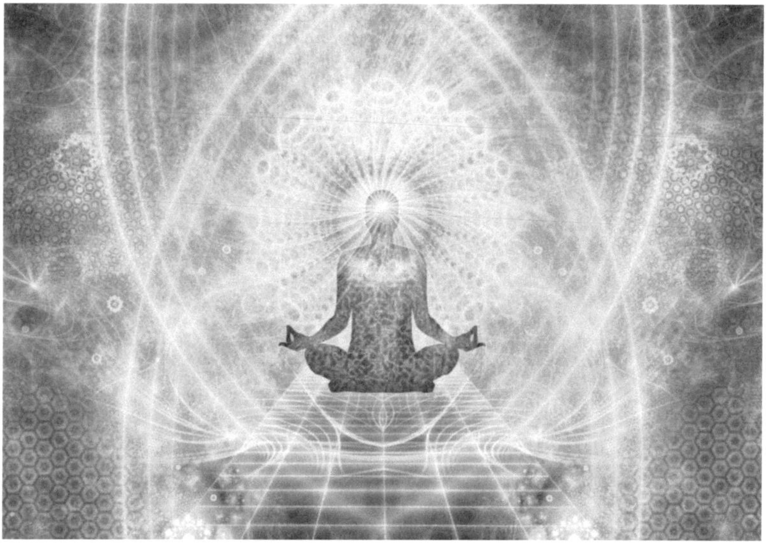

Die Trinität von Körper, Geist und Seele ist eine zentrale Sichtweise der Omniatherapie. Der Mensch muss in seiner Ganzheit wahrgenommen und so akzeptiert werden, wie er ist. Er kann nicht „besser" gemacht werden. Alles ist so, wie es ist, richtig und mit Vergangenem und unbewusst oder bewusst Gelerntem erklärbar und verständlich.

11.1. Wie hängen Körper, Geist und Seele zusammen?

Der Begriff Körper ist von diesen drei Begriffen sicherlich der „greifbarste". Man nimmt insbesondere den eigenen Körper jeden Tag in vielfältigster Weise wahr. Ich nenne ihn gerne „Bio-Anzug", um zu verdeutlichen, dass wir nicht unser Körper sind, sondern der Mensch seinen „Bio-Anzug" nur „nutzt". Tatsächlich sind wir ein Seelenwesen, das den „Bio-Anzug" während der „Lebens"-Zeit auf diesem Planeten „trägt".

Unseren „Bio-Anzug" verstehen wir dabei nicht mal ansatzweise so gut, wie wir denken oder die Schulmedizin glaubt. Insbesondere da man die Einheit von Körper, Geist und Seele bei der Betrachtung von Krankheiten und Symptomen vernachlässigt, halte ich die Chance, tatsächlich die Ursachen von Krankheiten und Symptomen zu verstehen, für „überschaubar". Das Behandeln von Symptomen ist aber nach meiner festen Überzeugung nicht nur zu kurz gesprungen, sondern sogar der falsche Weg.

Erst wenn wir den Menschen als eine Kombination und Einheit aus Bio-Anzug (physischer Körper). emotionaler Natur, intellektuellem Bewusstsein (Ego) und spirituellem Wesen verstehen, scheint mir eine tatsächlich zielführende Diagnose und Therapie möglich.

11.2. Trennung von Körper und Seele

René Descartes propagierte die Trennung von Körper und Seele. Zu seiner Philosophie gehörte die Vorstellung, dass der Körper des Menschen als „mechanische Gliedermaschine" oder sogar als Leichnam angesehen werden kann, der nur durch seine Seele lebendig wird. Hierbei beruft er sich zwar nicht auf Aristoteles, denkt aber in dessen Tradition.

Diese Denkweise halte ich für absolut richtig. Was macht den Körper lebendig? Was macht das Menschsein aus? Atome? Moleküle? Aminosäuren? DNA? Bio-Anzug? Ist die Asche nach der Verbrennung noch menschlich? Wie verhält es sich mit dem Wasser im Körper? Warum stirbt ein Mensch, obwohl der „Bio-Anzug" von einer Sekunde auf die andere praktisch unverändert ist? Wie ist eine Reanimation möglich? Was passiert da? Was macht uns lebendig?

11.3. Was ist die Seele?

Und mit dieser letzten Frage sind wir auch schon bei dem Punkt „Was ist die Seele?". Diese Frage gehört wahrscheinlich zu den schwierigsten Fragen überhaupt. Eine eindeutige Antwort ist absolut unmöglich, nur Beschreibungen, was man darunter versteht, z.B.

> Der Ausdruck Seele hat vielfältige Bedeutungen, je nach den unterschiedlichen mythischen, religiösen, philosophischen oder psychologischen Traditionen und Lehren, in denen er vorkommt. Im heutigen Sprachgebrauch ist oft die Gesamtheit aller Gefühlsregungen und geistigen Vorgänge beim Menschen gemeint. In diesem Sinne ist „Seele" weitgehend gleichbedeutend mit dem Begriff Psyche. „Seele" kann aber auch ein Prinzip bezeichnen, von dem angenommen

wird, dass es diesen Regungen und Vorgängen zugrunde liegt, sie ordnet und auch körperliche Vorgänge herbeiführt oder beeinflusst.

Darüber hinaus gibt es religiöse und philosophische Konzepte, in denen sich „Seele" auf ein immaterielles Prinzip bezieht, das als Träger des Lebens eines Individuums und seiner durch die Zeit hindurch beständigen Identität aufgefasst wird. Oft ist damit die Annahme verbunden, die Seele sei hinsichtlich ihrer Existenz vom Körper und damit auch dem physischen Tod unabhängig und mithin unsterblich. Der Tod wird dann als Vorgang der Trennung von Seele und Körper gedeutet. In manchen Traditionen wird gelehrt, die Seele existiere bereits vor der Zeugung, sie bewohne und lenke den Körper nur vorübergehend und benutze ihn als Werkzeug oder sei in ihm wie in einem Gefängnis eingesperrt. In vielen derartigen Lehren macht die unsterbliche Seele allein die Person aus; der vergängliche Körper wird als unwesentlich oder als Belastung und Hindernis für die Seele betrachtet. Zahlreiche Mythen und religiöse Dogmen machen Aussagen über das Schicksal, das der Seele nach dem Tod des Körpers bevorstehe. In einer Vielzahl von Lehren wird angenommen, dass eine Seelenwanderung (Reinkarnation) stattfinde, das heißt, dass die Seele nacheinander in verschiedenen Körpern eine Heimstatt habe.

In der Frühen Neuzeit wurde ab dem 17. Jahrhundert das traditionelle, aus der antiken Philosophie stammende Konzept der Seele als Lebensprinzip aller Lebewesen, das die körperlichen Funktionen steuert, zunehmend abgelehnt, da es zur Erklärung der Affekte und Körpervorgänge nicht benötigt werde. Einflussreich war das Modell von René Descartes, der nur dem Menschen eine Seele zuschrieb und deren Funktion auf das Denken beschränkte. An Descartes' Lehre knüpfte die Debatte über das „Leib-Seele-Problem" an, die weiterhin andauert und heute Gegenstand der Philosophie des Geistes ist. Dabei geht es um die Frage nach dem Verhältnis von geistigen und körperlichen Zuständen.

In der modernen Philosophie wird ein breites Spektrum von stark divergierenden Ansätzen diskutiert. Es reicht von Positionen, die von der Existenz einer eigenständigen, körperunabhängigen seelischen Substanz ausgehen, bis zum eliminativen Materialismus, dem zufolge alle Aussagen über Mentales unangemessen sind, da ihnen nichts in der Realität entspreche; vielmehr seien alle scheinbar „mentalen" Zustände und Vorgänge restlos auf Biologisches reduzierbar. Zwischen diesen radikalen Positionen stehen unterschiedliche Modelle, die zwar Mentalem nicht die Realität absprechen, aber den Begriff der Seele nur bedingt in einem mehr oder weniger schwachen Sinn zulassen.[28]

[28] https://de.wikipedia.org/wiki/Seele

Dies ist aber nur eine Beschreibung von vielen möglichen. Ich selbst glaube, dass die Seele unser „Gottesfunken" ist, der sich einen „Bio-Anzug" aussucht, um lieben und geliebt zu werden und um die Polarität des Lebens zu überwinden.

11.4. Die Seele in der Medizin

Der Begriff „Seele" wird von fast jedem Menschen unterschiedlich definiert und führt deshalb oft zu Missverständnissen. Zum einen gibt es eine medizinisch-psychologische Betrachtung, zum anderen eine spirituelle.

Die Medizin und die Psychologie verstehen unter dem Begriff „Seele" die Psyche mit ihren Wünschen, Gefühlen, Bedürfnissen und Ängsten. Die Esoterik und die Spiritualität meinen mit „Seele" unser körperloses Selbst, das den „Bio-Anzug" erst leben lässt.

11.5. Wo findet man die Seele?

Was ist die Seele? Kann man die Seele finden? Macht das Suchen Sinn? Oder ist es vergleichbar mit dem Versuch, im Fernsehgerät einen Schauspieler zu finden?

Nach meinem Weltbild hat sich Gott das beste Versteck ausgesucht, das es gibt, nämlich da, wo der Mensch „ihn" (Gott ist natürlich keine Person) als letztes vermutet und nicht sucht, nämlich in uns Menschen selbst.

Für mein Verständnis ist unsere Seele die Quelle aller Ideale, positiven und selbstlosen Ziele und Strukturgeber unseres „Bio-Anzugs". Eine mir nicht bekannte Energie von außen hilft, den Körper zu organisieren. Nach dem Tod, also wenn die Seele den „Bio-Anzug" verlassen hat, erfolgt ein rasanter Verfall des Körpers, der auch mit der modernsten Medizin irreversibel ist.

11.6. Was ist der Geist?

Was ist dann der dritte Teil der Trinität, nämlich der Geist? In der Dreiteilung von Körper, Seele und Geist steht der Geist für den Verstand und das Denken und somit der Spiritualität gegenüber.

Ein Definitionsversuch sieht z.B. wie folgt aus:

> Geist (griechisch πνεῦμα pneuma, griechisch νοῦς nous und auch griechisch ψυχή psyche, lat. spiritus, mens, animus bzw. anima, hebr. ruach und arab. rūh, engl. mind, spirit, franz. esprit) ist ein aus historischen Gründen uneinheitlich verwendeter Begriff der Philosophie, Theologie, Psychologie und Alltagssprache.
>
> Im Zusammenhang mit Bewusstsein kann man grob zwischen zwei Bedeutungskomponenten des Begriffs „Geist" unterscheiden:
>
> Bezogen auf die allgemeinsprachlich „geistig" genannten kognitiven Fähigkeiten des Menschen bezeichnet

„Geist" das Wahrnehmen und Lernen ebenso wie das Erinnern und Vorstellen sowie Phantasieren und sämtliche Formen des Denkens wie Überlegen, Auswählen, Entscheiden, Beabsichtigen und Planen, Strategien verfolgen, Vorher- oder Voraussehen, Einschätzen, Gewichten, Bewerten, Kontrollieren, Beobachten und Überwachen, die dabei nötige Wachsamkeit und Achtsamkeit sowie Konzentration aller Grade bis hin zu hypnotischen und sonstigen tranceartigen Zuständen auf der einen und solchen von Überwachheit und höchster Geistesgegenwärtigkeit auf der anderen Seite.

Mit religiösen Vorstellungen von einer Seele bis hin zu Jenseitserwartungen verknüpft, umfasst „Geist" die oft als spirituell bezeichneten Annahmen einer nicht an den leiblichen Körper gebundenen, nur auf ihn einwirkenden reinen oder absoluten, transpersonalen oder gar transzendenten Geistigkeit, die als von Gott geschaffen oder ihm gleich oder wesensgleich, wenn nicht sogar mit ihm identisch gedacht wird. Heiliger Geist wird in der christlichen Vorstellungswelt dagegen der „Geist Gottes" genannt, der als Person der göttlichen Dreieinigkeit verstanden wird.

Die Frage nach der „Natur" des Geistes ist somit ein zentrales Thema der Metaphysik.[29]

---

[29] https://de.wikipedia.org/wiki/Geist

Für unsere Betrachtung verstehe ich Geist als die Ratio, das Bewusstsein, den Verstand, das Denken mit der Abgrenzung zur Seele bzw. dem Unterbewussten. Diese Unterscheidung spielt bei der Omniatherapie eine wichtige Rolle.

11.7. Sinn des Lebens

Wenn man die Trinität Körper-Geist-Seele zu Grunde legt, stellt sich sehr schnell die Frage nach dem „Sinn des Lebens". Diese Frage zu beantworten ist genauso leicht wie eine Antwort auf die Fragen „Was ist Gott?" und „Was ist die Seele?" zu geben. Alle Fragen hängen miteinander zusammen und sind gleichsam „unbeantwortbar". Man kann nur Vermutungen anstellen bzw. ein Weltbild formulieren.

Nach meiner Anschauung ist man nicht durch Zufall auf der Welt, quasi als DNA-gesteuerte Maschine, die zur Welt kommt, sich irgendwie „durchschlägt" und am Todestag einfach „weg" ist. Diese mechanistische Weltanschauung, die von vielen Atheisten vertreten wird, halte ich für völlig abwegig. Welch ein furchtbarer Gedanke, dass das Leben „irgendwie sinnlos" ist und man weder „etwas mitbringt", noch „etwas hinterlässt".

Die oftmals genannten Motive Selbsterhaltung, Geschlechtstrieb und Leben nach dem Tod (Kinder) sind vordergründig natürlich von Bedeutung, aber diese Betrachtung scheint mir zu kurz gesprungen. Ich bin darüber hinaus davon überzeugt, dass jeder Mensch absolut einzigartig und wertvoll ist und man inkarniert, um dem Leben Ausdruck zu verleihen, sowie die eigene Göttlichkeit (den inneren Gottesfunken = Seele) zu erkennen und zu leben. Jeder Mensch ist auserkoren, der Welt Liebe und Talente zu schenken, damit die Welt durch ihn (oder natürlich sie) gesegnet wird und den wahren Wert des Menschseins bzw. des Lebens erkennt.

Darum erkläre ich in jedem Vorgespräch oder auch bei jeder Sitzung, dass jeder Mensch – unabhängig von Abstammung, sozialem Umfeld oder anderer Rahmenbedingungen – die Möglichkeit und sogar die Pflicht hat, seinen Platz im Leben zu finden und seine Bestimmung zu erkennen, sowie dieser Bestimmung zu folgen. Nach meinen Erfahrungen lebt man dann „sein" Leben, und alles geht wie von selbst.

Denn nach meinem Weltbild, hat sich jede Seele das jeweilige Leben ausgesucht. Ganz sicher aus einem guten Grund und nicht aus „Zufall" oder aus Versehen. Darum ist es richtig und wichtig, das Beste aus den eigenen Möglichkeiten und dem gewählten Leben zu machen, sowie alle Kraft und Energie hierfür einzusetzen.

11.8. Wer ist der wichtigste Mensch in Ihrem Leben?

Wenn man meine Weltanschauung versteht, dann kann man auch nachvollziehen, warum ich fest davon überzeugt bin, dass jeder Mensch grundsätzlich richtig und gut ist. Dabei spielt das Verhalten des Menschen, also egal ob er/sie sich etwas hat zu Schulden kommen lassen, keine Rolle, denn jedes Verhalten kann man nur im konkreten Kontext verstehen. Dazu kommt, dass jede „Beurteilung" oder „Wertung" grundsätzlich immer subjektiv sein muss und ein Verhalten immer (ohne Ausnahme) je nach Sozialisation unterschiedlich „bewertet" werden wird.

Eine Frage, die ich vor diesem Hintergrund grundsätzlich immer stelle, lautet:

➢ „Wer ist der wichtigste Mensch in Ihrem Leben?"

Wenn dann z.B. „Mein Mann" oder „Meine Frau" oder „Meine Kinder" usw. geantwortet wird, dann weiß ich, dass dieser Mensch seinen eigenen Wert noch nicht erkannt hat. Wie wäre es, wenn ich Ihnen anbieten würde, den wichtigsten Mensch in Ihrem Leben kennen zu lernen. Hätten Sie Interesse? Die Antwort liegt dabei eigentlich auf der Hand. Der wichtigste Mensch in Ihrem Leben sind Sie! Ich wiederhole dies nochmal:

➢ „Der wichtigste Mensch in Ihrem Leben sind Sie!"

Denken Sie über diesen Satz in Ruhe nach, denn dies zu verinnerlichen, ist wichtig, auch für die Omniatherapie.

Wissen Sie darüber hinaus, welches Ihr größter Glücksmoment in Ihrem Leben war? Auf diese Frage höre ich z.B. „Als ich meinen Mann kennengelernt habe." Oder „Als ich meine Frau kennengelernt habe." Oder „Als mein Kind zur Welt gekommen ist." All dies sind „nette" Antworten und zeugen davon, dass man der eigenen Familie eine große Wertschätzung zukommen lässt. Das ist ehrenvoll, aber falsch. Die Antwort lautet stattdessen:

- „Der größte Glücksmoment in Ihrem Leben war Ihre Geburt."

Auch diesen Satz sollten Sie als wahr erkennen und verinnerlichen. Und zwar völlig unabhängig davon, wie Ihre Geburt verlaufen ist oder wie Sie Ihre Geburt empfunden haben, z.B. in Verbindung mit einer lebensbedrohenden Situation oder mit dem Gefühl von Kontrollverlust. Hätten Sie nicht das Riesenglück gehabt, lebend das Licht der Welt erblickt zu haben, hätten Sie keine Chance gehabt, Ihr Leben zu leben und Gott durch Sie wirken zu lassen.

Machen Sie sich bitte klar, dass Sie Milliarden von Samenzellen bei dem Wettrennen zur Eizelle besiegt haben. Kann dies Zufall sein? Oder liegt es nicht auf der Hand, dass Sie Ihre Besonderheit und Wertigkeit, aber auch die Besonderheit und Wertigkeit aller anderen Menschen, erkennen und akzeptieren?

11.9. Wer sind Sie?

Nachdem Sie Ihre Wertigkeit, Ihr großes Geburtsglück und Ihren Lebenssinn erkannt haben, stellt sich die Frage, wer Sie eigentlich sind.

Genau dies ist vielleicht die zentralste Frage für Ihre Existenz.

- „Wer sind Sie?".

Und dabei spielen drei Fragen eine wichtige Rolle:

- Ist es für Sie akzeptierbar, dass Sie nur für einen einzigen Menschen verantwortlich sind, nämlich ausschließlich für sich selbst?

- Ist Ihnen bewusst, dass Sie nur einen einzigen Menschen ändern können, nämlich sich selbst?

- Können Sie sich vorstellen, dass Sie der Chefdenker in Ihrem Universum sind?

Wenn Sie diese Fragen mit „Ja" beantworten können, sind Sie schon ein gutes Stück auf einem wichtigen Weg vorangeschritten, denn dann können Sie sich fragen:

➢ Was ist Ihr Ziel im Leben? Was wollen Sie wirklich? Was ist das absolut Wichtigste, das eine, das Sie mehr als alles andere wollen?

Bei dieser Frage geht es nicht um Nebensächliches wie Konsumgüter (Haus, Auto, Urlaub etc.), Es geht einzig und allein um Ihren innersten Antrieb, für den Sie alles andere vernachlässigen würden. Mit dieser Frage beschäftigen wir uns auch bei der Omniatherapie, da ich es für unabdingbar notwendig erachte, zu wissen, was man wirklich–wirklich–wirklich will.

Denn um sein Leben zu leben bzw. einen Sinn für das eigene Leben zu erkennen und zu spüren, muss man seinen Weg sehen und ihm folgen. Man kann nicht vollends glücklich und zufrieden sein, wenn man das Leben eines anderen lebt oder den Vorstellungen Dritter, z.B. der Eltern, folgt.

Verlässt man „seinen" Weg, dann wird nach meiner Weltanschauung schon dafür gesorgt werden, dass man zurück auf „seinen" Weg findet. Dann wird mit einmal das Leben schwer, die Lektionen werden deutlicher. Folgt man jedoch seiner Bestimmung, dann geht alles wie von selbst.

Alle diese Betrachtungsweisen sind für das Verständnis der Herangehensweise der Omniatherapie wichtig.

12. Psyche: Bewusstsein und Unterbewusstes

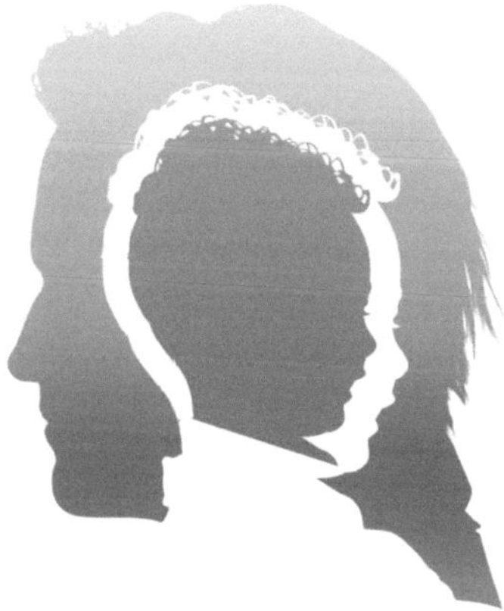

12.1. Was ist die Psyche?

Bei dem Begriff Psyche gibt es viele unterschiedliche Betrachtungsweisen, was eine konstruktive Diskussion erschwert, wenn nicht sogar unmöglich macht. So lautet eine Beschreibung:

> Die Psyche (altgriechisch ψυχή, deutsch ‚Seele') ist ein Ort menschlichen Fühlens und Denkens, sowie die Summe aller geistigen Eigenschaften und Persönlichkeitsmerkmale eines Menschen. Im Gegensatz zur Seele umfasst die Psyche keine transzendenten Elemente. In der Medizin geht man auch von der Annahme aus, dass Körper (Physis) und Geist (Psyche) nicht grundsätzlich voneinander unabhängig sind,

> sondern sich gegenseitig beeinflussen können (Psychosomatik). Obwohl im allgemeinen Kontext auf Menschen beschränkt, wird gelegentlich auch bei Tieren von einer „Psyche" gesprochen.[30]

Eine andere Beschreibung führt aus:

> Heute ist Psyche eines der vier Teile, die den nichtphysischen Anteil des Menschen ausmachen. Die drei anderen sind Bewusstsein, Geist, Seele. Während Psyche zu großen Teilen nur in Partnerschaft mit dem Körper existiert, bezeichnet Seele den Teil, der auch nach dem Ablegen des Körpers nicht vergeht.[31]

Ein weiterer Definitionsversuch lautet wie folgt:

> Die Psyche steuert das seelische und innere Leben des Menschen, beeinflusst seine Wahrnehmung und steuert seine Reaktionen. Die Psyche wird heute als einer von vier Teilen betrachtet, die den nicht materiellen Anteil des menschlichen Individuums ausmachen. Die anderen nicht greifbaren Bereiche sind Geist, Seele und Bewusstsein. Psyche existiert nur in Verbindung mit dem Körper, die Seele dagegen existiert in allen Weltreligionen auch nach dem Sterben des physischen Körpers. Für viele Laien sind Psyche und Seele das Gleiche, doch das trifft nicht zu.

[30] https://de.wikipedia.org/wiki/Psyche
[31] http://www.gordonpraxis.de/geistpsyche/

> Die Psyche ist die Summe aller menschlichen Wahrnehmungen und des Denkens. Die Seele dagegen fasst alle menschlichen Gefühlsregungen zusammen, hat also mit der Psyche sehr viel gemeinsam. Die Psyche ist eine Art Speichermedium. Sie speichert Erinnerungen oder verzerrt sie, um Angst bewältigen zu können. Psyche ist bei jedem Menschen unterschiedlich komplex. Sie liefert uns ein umfassendes Bild der Realität, ergänzt es aber mit Informationen aus der Vergangenheit und Vorstellungen über die Zukunft. Eine komplexe Psyche kann die Realität sehr differenziert darstellen, aber auch ein sehr verzerrtes Bild von ihr wiedergeben.[32]

Hier eine dritte Betrachtungsweise:

> Die Psyche ist die Gesamtheit aller geistigen Vorgänge, im Unterschied zu den physiologischen, körperlichen Vorgängen. Häufig mit Seele oder Geist übersetzt. Die Grenzen zwischen diesen Begriffen sind fließend. Psyche ist eher der wissenschaftliche, Seele eher der religiöse Begriff. Die Psyche umfasst sowohl das Bewusstsein wie das Unterbewusste und Unbewusstsein.[33]

Jede Erläuterung unterscheidet sich grundlegend von den anderen. Ich hätte noch weitere Definitionsversuche aufführen können, aber wichtig war mir nur, zu verdeutlichen, dass

---

[32] http://symptomat.de/Psyche

[33] http://www.philolex.de/psyche.htm

es keinen Konsens gibt, was die Psyche eigentlich ist. Mal werden vier Wesensteile angenommen, nämlich Psyche – Bewusstsein – Geist – Seele, Mal wird Psyche mit Seele gleichgesetzt, mal ist die Psyche die Summe aller menschlichen Wahrnehmungen und lediglich ein Speichermedium, dann ist Psyche die Gesamtheit aller geistigen Vorgänge und wird mit Seele oder Geist übersetzt. Insgesamt ein großes Durcheinander. Wie soll man bei dieser Unklarheit vernünftig diskutieren können?

Ich definiere den Begriff Psyche als Trinität wie folgt:

➢ Unterbewusstes

Das Unterbewusste nimmt den größten Teil des „Ichs" ein. Vergleichbar mit einem Eisberg, bei dem ca. 90% unter Wasser sind und nur etwa 10% über Wasser zu sehen sind. Das Unterbewusste steuert u.a. die Sinneswahrnehmungen, körperliche Vorgänge, Reflexe und das Gedächtnis. Es arbeitet deduktiv und logisch wie ein Computer, aber ausschließlich im Hier und Jetzt, also im Präsens. Was man dem Unterbewussten übermittelt, wird ausgeführt. Oftmals ist man sich jedoch nicht der Voraussetzungen bewusst, von denen das Unterbewusste ausgeht, wenn es eine Schlussfolgerung zieht oder eine Handlung initiiert.

Das Unterbewusste ist dabei offen für „Befehle" des Wachbewusstseins (oder auch kurz Bewusstseins). Das Unterbewusste ist somit direkt verantwortlich für Ihre Realität. Es hat die Leistungsfähigkeit eines Über-

PC, der jeden PC der Welt um Längen schlägt, ist also extrem leistungsfähig. Alle Erfahrungen Ihres Lebens sind hier abgespeichert, wobei nicht klar ist, wo der Speicherort liegt (Gehirn, Bauch, Akasha).

Das Unterbewusste ist direkt mit dem Wachbewusstsein verbunden. Wenn das Wachbewusstsein keine Handlungsanweisungen formuliert, wird das Unterbewusste auf Basis der bestehenden Erfahrungen und Gefühle tätig. Dabei kann das Unterbewusste den Vorteil nutzen, nicht die reine Vernunft bei der Entscheidungsfindung und Handlungsentscheidung berücksichtigen zu müssen. Ganz im Gegenteil kann sich das Unterbewusste Dinge vorstellen, die es noch nicht gibt, und somit schöpferisch tätig werden.

- Wachbewusstsein

Dem Wachbewusstsein werden alle Eigenschaften der täglichen Kommunikation zugeordnet, also Gedanken, Leistung, Handeln. Dabei ist es die wichtigste Aufgabe des Wachbewusstseins dem Unterbewussten „Aufträge" zu erteilen. Die eigentliche Aufgabe des Wachbewusstseins ist also, die Führung bei allen Handlungen zu übernehmen und zu entscheiden, was zu tun ist. Leider wird diese Kernaufgabe des Wachbewusstseins zu oft vernachlässigt.

Die Kapazität und die Leistungsfähigkeit des Wachbewusstseins sind dabei sehr beschränkt. Man kann z.B. nur denken und glauben, was man schon mal gelernt (erlebt) hat. Dabei kann man im Unterschied zum Unterbewussten in der Vergangenheit, in der Gegenwart und in die Zukunft denken, wobei Zukünftiges nur gedacht werden kann, wenn es mit den Erfahrungen und Werten des Unterbewussten übereinstimmt. Daher können Affirmationen nur erfolgreich sein, wenn sie mit Programmen des Unterbewussten in Einklang gebracht, also vom Unterbewussten „geglaubt" werden können. Dazu komme ich noch im späteren Verlaufs des Buchs zu sprechen.

➢ Überbewusstsein

Das Überbewusstsein wird auch „Höheres Selbst", kosmische Intelligenz oder Gott genannt (es gibt noch viel andere Begriffe). Das Überbewusstsein ist wie eine kleine innere Stimme, die nur Liebe, Freude und Glück kennt. Es ist die Quelle des Lebens, der innere Gottesfunken eines jeden Menschen. Das Überbewusstsein ist Lieferant einer Fülle von Ideen (Inspiration) und Unterstützung (man weiß dann, was richtig ist und wird innerlich sehr ruhig), ohne direkt vorzugeben, was zu tun ist, denn dafür zeichnet das Wachbewusstsein mit seiner Entscheidungsfreiheit (freier Wille) verantwortlich.

Die Psyche ist für das Individuum viel wichtiger, als der Körper, was sich schon dadurch zeigt, dass man problemlos körperliche Beeinträchtigungen in Kauf nimmt, wenn sich daraus ein Vorteil für die Psyche ergibt. Warum sonst sollte man sich freiwillig piercen, tätowieren oder Ohrlöcher stechen lassen?

12.2. Weitere Teile des Ichs

Speziell in der Parapsychologie und in der Esoterik werden weitere Teile des Ichs beschrieben.

- **Astral-Körper**

  Der Astral-Körper soll dünner als Luft sein, den physischen Körper durchdringen und ihn wie eine Aura umgeben. Der Astral-Körper soll insbesondere einen Bauplan für jede Zelle und jedes Organ des physischen Körpers in sich tragen, damit Wachstum, Reparatur und Erhaltung funktionieren. Der Astral-Körper soll weiterhin auf Gedanken und Gefühle reagieren und die Funktionen des physischen Körpers beeinflussen können.

- **Chi-Energie**

  Unter der Chi-Energie versteht man ein bestimmtes Potential im Menschen, dass sich mit Macht, Autorität, Energie, Geschicklichkeit, Selbstvertrauen etc. umschreiben lassen soll. In der Parapsychologie gibt es hierfür auch die Begriffe Prana, Orgon, Od u.v.m. Wenn man lernt, diese Energie zu steigern und zu lenken, soll man gleichzeitig seine Fähigkeit, sein Selbstvertrauen, seine Autorität und seine Macht insgesamt vergrößern können.

Es gibt noch weitere Beschreibungen, die aber den Rahmen dieses Buches sprengen würden.

12.3. Gibt es ein universelles Bewusstsein?

Was versteht man unter „Universelles Bewusstsein"? Folgende Beschreibung gefällt mir gut:

> Das Ziel jedes Menschen auf dieser Welt – egal, ob er sich dessen bewusst ist oder nicht – ist die Einheit mit dem universellen (oder göttlichen) Bewusstsein. ... Keine körperliche, emotionale, geistige oder spirituelle Verfassung kann daran etwas ändern.
>
> Genau genommen ist dieses Eins-Sein nichts, was man durch Selbstverbesserung erreichen oder in einem Lehrgang oder durch Studien erlernen könnte. Es ist weder für die reserviert, die sich auserwählt glauben, noch denjenigen vorbehalten, die einer speziellen Lehre anhängen. Einheit mit dem universellen Bewusstsein ist ein Zustand, und dieser Zustand existiert a priori in jedem Menschen. Selbst wenn man in der eigenen Spiritualität nichts oder wenig von dieser einzigartigen Beziehung bemerkt – sie entwickelt sich in jedem Menschen und wird irgendwann ein andauernder Zustand werden. Bis es soweit ist, ist es wichtig, eine Ahnung davon zu bekommen, was universelles Bewusstsein eigentlich ist, wie es „funktioniert" und was es bedeutet, die Einheit mit ihm zu erfahren.
>
> In yogischer, tantrischer und taoistischer Literatur ist sehr viel über das universelle Bewusstsein geschrieben worden. Wichtig ist, dass man begreift, dass es

kein Gegenstand des Wissens ist. Es besitzt keine Eigenschaften, und deshalb ist eine präzise Definition unmöglich. Was wir aber darüber sagen können, ist, dass es die Quelle von Zeit und Raum ist und von Bewusstsein, Energie und Materie, die wiederum Raum und Zeit (in allen Welten und Dimensionen, die unsere Welt ausmachen) ausfüllen.

Universelles Bewusstsein ist lebendig und gewahr. Es ist die Quelle des menschlichen Lebens und die Quelle von Glückseligkeit, Freude und Liebe. Die Begrenzungen, die uns Raum und Zeit auferlegen, nehmen wir mit unseren fünf Sinnen wahr. Das universelle Bewusstsein jedoch transzendiert diese Begrenzungen – es kann nicht sterben und ist nicht an den Kreislauf von Geburt, Leben und Tod gebunden. Die Prozesse der Evolution und Involution (Rückbildung) sorgen dafür, dass sich alle Dinge im Universum der Erscheinungen verändern. Das universelle Bewusstsein aber ist an diese Prozesse nicht gebunden – es hat sie hervorgebracht und ist daher unveränderlich.

Die Mandukya Upanishad nennt das universelle Bewusstsein Santam Sivam Adwaitam (Man.UP.VII). Es ist voller Frieden, Segen und nicht-dual. Es ist Stille, Grenzenlosigkeit und Vollständigkeit. Es ist Intelligenz und voll Glückseligkeit. Universelles Bewusstsein ist das unpersönliche Absolute. Es birgt in sich alles, was entstanden ist, und existiert daher ohne Augenblick.

> Wer jetzt noch immer keine Vorstellung davon hat, was das universelle Bewusstsein ist, verzweifle nicht – er ist in bester Gesellschaft. Die meisten Weisen, Sucher, Theologen und Psychologen dieser Welt haben damit dasselbe Problem. Es ist nämlich so: Wenn man versucht, das universelle Bewusstsein zu begreifen, indem man seinen individuellen Verstand und sein Ego benutzt, muss man scheitern. Dann nämlich identifiziert man sich als Individuum, und sich als Individuum zu identifizieren, bedeutet, sich selbst und die eigene Wahrnehmung zu begrenzen und zu limitieren. Das, was begrenzt ist und sich ständig verändert, ist nicht in der Lage, etwas zu begreifen, das ewig ist, unbegrenzt und sich nie verändert, denn es geht weit darüber hinaus.[34]

Erwin Schrödinger, einer der Gründerväter der Quantentheorie, sagte mal:

➢ „Bewusstsein gibt es seiner Natur nach nur in der Einzahl. Ich möchte sagen: die Gesamtzahl aller "Bewusstheiten" ist immer bloß "eins"."

Insofern stellt sich die Frage, ob man bei den Menschen tatsächlich von verschiedenen "Bewusstseinen" oder Bewusstheiten sprechen kann oder sich die "Bewusstseine" zu einem Bewusstsein verbinden.

---

[34] https://www.sein.de/das-universelle-bewusstsein-und-du/

12.4. Die acht Stufen der Bewusstseinsevolution

Ich habe im Internet "durch Zufall" etwas gefunden, was perfekt zum Verständnis von Bewusstsein im Kontext der Omniatherapie passt. Es wurde geschrieben von Stephen Parato[35] und übersetzt von Antares (Pseudonym). Ich übernehme weitestgehend die deutsche Übersetzung:

- ### Stadium 1: Das Leben passiert mir (Externalisierung)

  Die erste Stufe wird durch Muster der Externalisierung kategorisiert und durch eine umfassende Opfer-Mentalität. Die dominierenden Emotionen sind Angst, Verachtung und Hoffnungslosigkeit. Es gibt auch einen Glauben, dass dem Leben nicht vertraut werden kann.

  In diesem Stadium wird anderen Individuen die Schuld gegeben, der Gesellschaft, der Regierung, der Natur, den Krankheiten und anderen Elementen, von denen geglaubt wird, sie seien außerhalb der bewussten Kontrolle und des Einflusses von einem selbst.

  Die motivierenden Kräfte der Stufe 1:

  "Gefahrlosigkeit und Sicherheit."

  Dominante Glaubensstrukturen:

  "Das Leben ist nicht sicher; Ich bin nicht sicher."

[35] http://www.wakingtimes.com/2017/05/31/8-stages-conscious-evolution/

Mantra für die Evolution:

„Gott spielt nicht würfeln mit dem Universum."
(Albert Einstein)

➤ Stadium 2: Das Leben passiert durch mich (Kontrolle)

In dieser zweiten Phase erkennen die Einzelpersonen, dass sie ein gewisses Maß an Kontrolle haben. Doch diese Kontrolle ist oft durch Angst und Überleben motiviert.

Zum Beispiel ist Krieg eine Erweiterung dieses Stadiums des Bewusstseins. Der Feind wird als Bedrohung wahrgenommen, und deshalb glauben die Menschen, dass es moralisch gerechtfertigt sei, diesen Feind zu töten, zu beseitigen oder zu unterdrücken.

Wir sehen auch verschiedene Reflexionen dieses Stadiums des Bewusstseins in unserer kollektiven Welt. Schaut mal an, wie die meisten Menschen die Umwelt und die zwischenmenschlichen Beziehungen behandeln. Oder betrachtet die dominierende Mentalität von Politik und Wirtschaft.

Diese Ebene des Bewusstseins ist von dem späteren tieferen Verständnis abgeschnitten: Das Leben ist keine zufällige Reihe von Ereignissen, über die Kontrolle ausgeübt werden muss, sondern eine tiefere Reflexion der inneren Psychodynamik des eigenen Geistes und Bewusstseins eines Menschen.

Dominante Glaubensstrukturen:

"Ich muss es so machen; Was ich nicht kontrollieren kann, wird mich vernichten."

Mantra für die Evolution:

„Wenn du herausbringst, was in dir ist, dann ist das, was in dir ist, deine Rettung. Wenn du nicht das herausbringst, was in dir ist, dann wird das, was in dir ist, dich zerstören."

(Gnostische Evangelien)

- **Stadium 3: Das Leben passiert in mir (Schöpfer)**

In diesem Stadium beginnt das Individuum, die direkte Verbindung zwischen seinen eigenen Wahrnehmungen, Glaubenssätzen und emotionalen Zuständen und den Bedingungen seines Lebens, seiner Beziehungen, seiner Erfahrungen und seiner Wirklichkeit zu verstehen.
Diese Bewusstseinsstufe wird durch eine grundlegende Verschiebung, von der Machtlosigkeit zur Ermächtigung, dargestellt.

Um dieses Stadium vollständig zu vollenden, muss sich ein Individuum einem tiefen Transformationsprozess unterziehen, der das Herausspülen aller Wahrnehmungsverzerrungen (einschrankende Glaubenssysteme) und die Heilung / Freisetzung aller emotionalen Wunden und Traumata beinhaltet. Die Herausbildung des Bewusstseins in späteren Stadien wird im direkten Verhältnis zur Evolution eines Individuums durch diesen Prozess der tiefen inneren Heilung und Transformationsarbeit beobachtet.

Dominante Glaubensstrukturen:

"Ich habe die Kontrolle; Ich bin kreativ."

Nützliche psycho-spirituelle Praktiken:

"Achtsamkeit, Augenbewegungs-Desensibilisierung, Wiederaufarbeitungstherapie, emotionale Freiheitstechniken, Trauma-Freisetzungs-Übungen, Psychotherapie, Ho'oponopono, Introspektion."

Mantra für die Evolution:

"Wer nach außen schaut, träumt, wer nach innen schaut, erwacht."

(C. G. Jung)

- **Stadium 4: Das Leben passiert für mich (Empfänger)**

Auf dieser Stufe sehen wir die Entwicklung des Selbst hinein in die Anfänge der tiefen Freude und des Friedens.

Während der Widerstand gegen wahrgenommene unerwünschte Umstände im Leben wegfällt, beginnt 'man' (ein jedes Selbst) zu begreifen, dass es in jedem Augenblick einen intelligenten „Fluss" gibt, der die Evolution des Bewusstseins sowohl auf individueller als auch auf kollektiver Ebene führt, was in dualistischer Betrachtung als positive und negative Erfahrungen bezeichnet werden könnte.

Das Individuum erkennt hier, dass es auch während eines großen Leidens möglich ist, tiefe Weisheit und wahres Potenzial für Expansion und Evolution zu finden und dass nichts fehl am Platz ist, jemals war oder jemals sein wird.

Dominante Glaubensstrukturen:

"Ich werde geliebt; Ich werde unterstützt."

Nützliche psycho-spirituelle Praktiken:

"Alles als perfekt ansehen, Hingabe, Akzeptanz, Loslassen, Alles umarmender Fluss und Mühelosigkeit, Meditation."

Mantra für Evolution:

„Das Leben wird dir die Erfahrung geben, die für die Evolution deines Bewusstseins am hilfreichsten ist. Woher weisst du, dass dies die Erfahrung ist, die du brauchst? Weil ... das ist die Erfahrung, die du momen tan hast. „

(Eckhart Tolle)

- **Stadium 5: Das Leben passiert auf Grund von mir (Philosoph)**

Auf dieser Stufe des Bewusstseins beginnt das Individuum zu verstehen und zu beobachten, dass sich das Universum auf Grund von ihnen entwickelt.

Das Individuum beginnt zu erkennen, dass alle wahrgenommenen Leiden oder negativen Ereignisse entweder:

A) in ihrer Realität durch Aspekte ihres eigenen Bewusstseins erschaffen oder hinein berufen werden, um sich als Teil ihrer individuellen Evolution und als Teil der größeren kollektiven Evolution zu lösen und diese zu transzendieren ...

B) aufgrund ihres bewussten oder unbewussten Widerstandes gegenüber dem besteht, was sich entfaltet, was im Wesentlichen ein Widerstand gegen sich selbst ist.

Individuen in Stufe 5 leben mehr durch ihre Intuition, da die Intuition klarer und reiner wird, sobald man sich aufwärts in den Stufen bewegt.

Dominante Glaubensstrukturen:

"Ich bin sicher. Alles ist perfekt."

Nützliche psycho-spirituelle Praktiken:

"Intuitive Entwicklung, Kinesiologie."

Mantra für Evolution:

„Alles im Universum ist innerhalb von dir. Erfrage alles in dir selbst. „

(Rumi)

- Stadium 6: Das Leben Bin Ich (Weiser)

In diesem Stadium des Bewusstseins beginnt das Individuum zu verstehen, dass die Realität nicht unabhängig vom Bewusstsein existiert und daher das Bewusstsein oder das Gewahrsein, wenn ihr das vorzieht, die Ursachen des Universums ist und von allem, was existiert – das Bewusstsein erschafft alle Wirklichkeit.

Individuen in dieser Phase erleben ein tiefes Gefühl von Ganzheit und Einssein mit allem.

Wenn ein Individuum diese Stufe des Bewusstseins vollständig betritt und verkörpert, wird dessen einfache Präsenz zu einer transformativen Erfahrung für andere. Individuen in diesem Stadium werden oft Lehrer oder Führer, widmen ihr Leben dem Dienst an anderen oder suchen Einsamkeit, um Zeit in der Selbstbeobachtung zu verbringen, obwohl sie auch wählen können, um ganz normales und unauffälliges Leben zu leben.

Dominante Glaubensstrukturen:

"Ich bin Eins; Ich bin vollkommen."

Nützliche psycho-spirituelle Praktiken:

"Dienst, Kontemplation, Meditation."

Mantras für Evolution:

„Du bist eine Öffnung, durch die das Universum sich selbst erforscht und betrachtet."

(Alan Watts)

„Hör auf, so klein zu handeln. Du bist das Universum in ekstatischer Bewegung. „

(Rumi)

- **Stadium 7: ICH BIN unendlich (Avatar)**

Individuen in diesem Stadium des Wachstums beginnen, die Körperlichkeit zu transzendieren, in der wir sprichwörtlich „gefangen" sind, bis wir diesen Punkt erreichen.

Hier beginnen die Individuen, sich eine bewusste Kontrolle über diesen Prozess nutzbar zu machen, indem sie ihr Bewusstsein so ausrichten (durch Emotionen, Gedanken, Visualisierung, Manipulation von Energie, Absicht, auf transpersonale Aspekte des Selbst zugreifend und wahrscheinlich noch anderer Mechanismen, die noch nicht entdeckt wurden) um in der Lage zu sein, diese „höhere Ordnung" quanten-transpersonaler Fähigkeiten des Selbst zu nutzen.

Individuen in diesem Stadium erkennen und wissen von sich, sie sind grenzenlos und befinden sich in verschiedenen Unterstufen der Verwirklichung dieser Realität über ein einfaches intellektuelles Verständnis hinaus.

Wenn sich die Individuen tiefer in diese Phase hineinbewegen, vervollständigen sie proportional die unteren Stufen, die zu einem verkörperten Vertrauen, Kraft und Wissen führen, das für alle, mit denen sie in Kontakt kommen, greifbar ist.

Dominante Glaubensstrukturen:

"Ich bin unendlich / grenzenlos; Alles ist möglich."

Nützliche psycho-spirituelle Praktiken:

"Esoterik, Visualisierung, Sound / Vibration / Mantra, Qigong, Kriya Yoga."

Mantra für die Evolution:

„Die Wirklichkeit ist nur eine Illusion, wenn auch eine sehr anhaltende."

(Albert Einstein)

➢ Stadium 8: ICH BIN Energie (mystisch-schamanisch)

Individuen in diesem Stadium zapfen Phänomene an wie:

- Die Fähigkeit, Bewusstsein über Raum und Zeit zu projizieren, was die Fähigkeit umfasst, Aspekte des Selbst in anderen Dimensionen der Zeit (Vergangenheit, Gegenwart und Zukunft) zu sehen, zu erleben und zu erinnern.

- Die Fähigkeit, mit anderen Bewusstseinsformen wie Pflanzen, Tieren, Objekten und Bewusstsein, die derzeit nicht in physischer Form existieren, zu interagieren und zu kommunizieren.

- Die Fähigkeit, intuitiv sensorische Daten über die Grenzen der physischen Sinne hinaus zu erfassen.

- Die Fähigkeit, subtile Energie zu fühlen, zu lesen, zu manipulieren und zu projizieren, die ansonsten in den unteren Ebenen der Entwicklung nicht erkennbar ist und mit gegenwärtigen wissenschaftlichen Instrumenten praktisch nicht aufzuzeichnen ist.

Diejenigen, die in der Nähe von Todeserfahrungen sind, sowie Nutzer von psychedelischen Drogen oder Pflanzenarzneimitteln (Ayahuasca, DMT, LSD, Pilze etc.), können oftmals in der Lage sein, aus erster Hand

Erfahrungen aus diesem Zustand des Bewusstseins bereits in den Vorstufen vor der Entwicklung zu diesem Stadium selbst zu machen. Dies gibt ihnen einen sprichwörtlichen Vorgeschmack auf diese Wirklichkeit, ohne notwendigerweise die psychospirituale Basisarbeit erledigt zu haben, die notwendig ist, um diese Stufe organisch zu erleben. Deshalb fehlt ihnen oft ein tieferes Verständnis des größeren Rahmens dessen, was mit der Fähigkeit geschieht, sie über ein nur vorübergehendes Phänomen hinaus zu erhalten. Trotz alles dem bleiben sie durch genau diese Erfahrungen für immer verändert.

Während ein Individuum in den späteren Phasen des Stadiums 8 mehr geerdeter wird, welches dieses dimensionale Bewusstsein umspannt, und gleichzeitig seine Entwicklung durch die niedrigeren Stufen vervollständigt, würde man theoretisch eine vollständige Erleuchtung oder eine nicht-duale Selbstverwirklichung erreichen.

Dominante Glaubensstrukturen:

"Alles ist Energie; Ich bin Bewusstsein; Wirklichkeit ist eine Illusion."

Nützliche psycho-spirituelle Praktiken:

"Energieheilung, Esoterik, Visualisierung, Kabbala, Qigong, Kriya Yoga, Meditation, Visualisierung, Remote Viewing, Astralprojektion, Telekinese."

> Mantra für die Evolution:
>
> „Wir sind keine Menschen, die eine spirituelle Erfahrung haben. Wir sind spirituelle Wesen, die eine menschliche Erfahrung haben."
>
> (Pierre Teilhard de Chardin)
>
> Obwohl dieses Modell bei Stadium 8 endet, bedeutet dies nicht, dass es keine weiteren Stadien gäbe, und noch weniger ist das Stadium 8 der Gipfel der bewussten Evolution. Jedoch erscheinen jegliche Behauptungen, was jenseits des Stadiums 8 zu diesem Zeitpunkt geschieht, lediglich als Vermutung.[36]

Kommt Ihnen das eine oder andere bekannt vor? Ich hatte nichts zu diesen Bewusstseinsstufen gelesen, umso mehr verblüfft es mich, wie gut es zu meinen Überlegungen passt.

Dabei muss niemand frustriert sein, wenn er sich eher in einer niedrigen Stufe sieht, denn jede Stufe ist wichtig und richtig. Wenn ich an mein Leben zurückdenke, dann erkenne ich Zeiten und Entwicklungen für verschiedene Evolutionsstufen.

Wichtig zu verstehen ist, dass sich niemand ausschließlich in einer Bewusstseinsstufe befindet. Zum einen ist dies immer ein gleitender Übergang, zum anderen wird man an sich selber feststellen können, dass man sich gleichzeitig in verschiedenen Bewusstseinsstufen wiedererkennt. Wichtig ist,

[36] http://transinformation.net/die-8-stadien-der-bewussten-evolution/

dass man sich überhaupt erkennt und bereit ist, dazu zu lernen und den nächsten Schritt zu wagen.

12.5. Was ist ein/Ihr Ego?

Das eigene Ego steht einem Menschen (ich nehme mich da keinesfalls aus) viel zu häufig im Weg. Doch was ist das Ego? Eine Definition:

> Unter Selbstwert (auch: Selbstwertgefühl, Selbstwertschätzung, Selbstachtung, Selbstvertrauen, oder unpräziser: Selbstbewusstsein, Eigenwert, umgangssprachlich auch Ego) versteht die Psychologie die Bewertung, die man von sich selbst hat. Das kann sich auf die Persönlichkeit und die Fähigkeiten des Individuums, die Erinnerungen an die Vergangenheit und das Ich-Empfinden oder auf das Selbstempfinden beziehen. Unterschieden wird nicht nur, ob der Selbstwert einer Person hoch oder niedrig ist, sondern auch ob er stabil oder instabil, kontingent oder nicht-kontingent, explizit (bewusst kognitiv) oder implizit (unbewusst affektiv erfahrungsbedingt), sicher oder fragil ist. Laut Leary und Mitarbeitern dient der Selbstwert als ein Indikatior für die soziale Integration eines Menschen (Soziometer-Theorie). Nach dem kognitiven Modell von Aaron T. Beck wird der Selbstwert auch stark von

Denkprozessen (Grundannahmen, automatische Gedanken, verzerrte Informationsverarbeitung) beeinflusst.[37]

Gemäß dieser Darstellung ist das Ego etwas, was außerhalb des Ganzen steht. Je stärker das Ego, desto mehr sieht sich der Mensch getrennt von allem anderen. Das Ego steht also der Wahrheit im Wege und separiert die Seele von allen anderen Seelen und somit weg vom göttlichen Einssein. Je mehr man es vermag, sein Ego zurück zu nehmen und sich nicht gegenüber anderen Menschen und „Dingen" zu überhöhen, desto schneller wird man auf dem Weg zum eigentlichen Ziel des Lebens finden. Erkennen Sie Ihr Ego und geben Sie ihm keine Macht über sich (Ihre Seele und Ihren Sinn des Lebens).

12.6. Funktionsweise des Unterbewussten

Das Unterbewusste ist besonders aufnahmebereit, wenn sich das Bewusstsein (alle äußeren Sinne) im Dämmermodus befindet. In diesem Zustand leistet das Bewusstsein weniger Widerstand. Für die Omniatherapie sind folgende Prinzipien für die Arbeitsweise des Unterbewussten wichtig.

- Das Unterbewusste steuert Ihr autonomes Nervensystem (Herz, Kreislauf, Verdauung etc.).

[37] https://de.wikipedia.org/wiki/Selbstwert

- Das Unterbewusste denkt in Bildern, Metaphern, Gefühlen und Empfindungen.

- Das Unterbewusste kann weder Entscheidungen treffen, noch Vergleiche anstellen, sondern es arbeitet auf assoziativer Basis und nutzt alles „Wissen" (eigentlich besser Glauben), das man im bisherigen Leben verinnerlicht hat.

- Ihr Unterbewusstes "steuert" Sie. Immer! Und zwar auf Basis der von Ihnen gemachten Erfahrungen und unter Berücksichtigung aller Ihrer Glaubenssätze. Haben Sie Vertrauen, denn dasjenige, was Sie glauben und vertrauen, ist das, was Ihr Unterbewusstes als Wahrheit erkennt.

- Ihr Unterbewusstes arbeitet deduktiv und funktioniert nach dem Gesetz des Glaubens, verbunden mit einer Relevanzgewichtung. Es filtert und sortiert nach Relevanz, die Schlussfolgerungen und Entscheidungen werden dann vom Unterbewussten bestimmt.

- Gewohnheiten sind Folgen von unterbewussten Verankerungen. Der Mensch ist, was er denkt. Wichtig ist die emotionale Bedeutung (erhöhte Relevanz) für den Erfolg, dann steuert das Unterbewusste wie ein Navigationssystem dorthin.

- Ihre unterbewussten Überzeugungen und Glaubenssätze steuern und kontrollieren alle Ihre bewussten Handlungen. Alles, was man innerlich glaubt, wird vom

Unterbewussten akzeptiert. Was man für wahr hält, wird wahr, auch die gefährlichen Lügen.

- Der Lernprozess des Unterbewussten funktioniert durch Wiederholung, dann Glauben und letztendlich Erwartung. Das, was man unterbewusst lernt, z.B. als kleines Kind, fällt immer leicht und macht keine Arbeit. Es macht dabei keinen Unterschied, ob der Lernprozess durch eine reale oder eine vorgestellte Wiederholung abläuft.

- Wer seinem Unterbewussten ein Problem zur Lösung anvertraut und dies in der festen Überzeugung tut, dass eine Antwort als Lösung folgt. wird genau dies erleben. Lernen Sie, loszulassen und zu entspannen und auf die Kraft ihres Unterbewussten zu vertrauen.

- Furcht und Anspannung sind kontraproduktiv für Ihr Unterbewusstes, denn dann erkennen Sie die Antwort nicht. Außerdem führen Ängste, "*falscher*" Glaube und negative Muster (Zeitung, TV, Radio) zu leidvollen Erfahrungen.

- Es gibt spirituelle Gesetze, z.B. Actio = Reactio, die immer gelten, also auch für Ihr Unterbewusstes. Das, was Sie denken und fühlen, wird sich manifestieren und geschehen. Jeder entscheidet selbst, wie er lebt bzw. welche Umstände ihn umgeben. Daraus resultiert die eigene Verantwortung.

- Erkennen Sie das Geheimnis des Lebens und nutzen Sie Ihr Unterbewusstes auf eine zielführende Weise, nämlich um Ihr Ziel zu erreichen.

12.7. Warum das Unterbewusste kein „Nein" versteht

Ein ganz wichtiger Punkt, der oftmals übersehen wird. Das Unterbewusste denkt in Bildern und versteht deshalb keine Verneinung. Es wird sich immer mit dem Thema beschäftigen, das man ihm „anbietet". Es ist Ihnen nicht möglich, eine Aufforderung wie:

- „Rechnen Sie jetzt bitte nicht 2 + 2 = 4 nach."

zu erfüllen. Sie werden immer automatisch diese Rechenaufgabe im Kopf nachrechnen, zumindest wenn die Aufgabe für Sie nachvollziehbar ist. Noch mehr würden Sie über diese Aufgabe nachsinnen, wenn sie wie folgt lauten würde:

- „Rechnen Sie jetzt bitte nicht 2 + 2 = 5 nach."

Denn in diesem Fall würden Sie unterbewusst sofort rebellieren und den Hintersinn dieser Aufgabe eruieren wollen. Dies ist u.a. ein Geheimnis von erfolgreicher Werbung.

Würde die Frage jedoch lauten:

- „此何遽不為福乎?"

dann würde sich Ihr Unterbewusstes damit nicht belasten, da die chinesischen Schriftzeichen für Sie keine Relevanz haben (zumindest für die meisten Leser dieses Buches).

Dieser wichtige Punkt wird zu häufig übersehen oder zu wenig beachtet. Wenn Sie etwas „wollen“, dürfen Sie also nicht darüber nachdenken, was Sie „nicht wollen“, z.B.

- „Ich will keinen Stress!“

oder

- „Ich will nicht gemobbt werden!“

denn in diesen Fällen werden Sie genau das in Ihr Leben ziehen, was Sie gerade nicht wollen, nämlich Stress und Mobbing, da Ihr Unterbewusstes genau mit diesen Themen „gefüttert“, also beauftragt wird.

Genau wegen dieses Sachverhaltes halte ich die „10 Gebote“ aus dem Alten Testament für wenig zielführend. Viel sinnvoller wäre es gewesen, die „10 Gebote“ positiv, also ohne Verneinung, zu formulieren.

Altes Testament	**Positive Formulierung**
Du sollst keine anderen Götter neben mir haben.	Du sollst mich als einzigen Gott verehren.

Du sollst den Namen Gottes nicht verunehren.	Du sollst den Namen des Herrn, deines Gottes, immer in Ehren halten.
Du sollst den Tag des Herrn heiligen.	Du sollst den Tag des Herrn heiligen.
Du sollst Vater und Mutter ehren.	Du sollst Vater und Mutter ehren.
Du sollst nicht töten.	Du sollst jedes Leben bewahren und beschützen.
Du sollst nicht ehebrechen.	Du sollst treu zu deiner Frau sein.
Du sollst nicht stehlen.	Du sollst deines Nächsten Eigentum ehren und ihm belassen.
Du sollst nicht falsch gegen deinen Nächsten aussagen.	Du sollst immer gutes Zeugnis reden über deine Nächsten.
Du sollst nicht begehren deines Nächsten Frau.	Du sollst deines Nächsten Frau ehren und ihm belassen.
Du sollst nicht begehren deines Nächsten Gut.	Du sollst deinem Nächsten sein Hab und Gut gönnen und belassen.

Ich berücksichtige bei dieser Gegenüberstellung nicht, dass es verschiedene Fassungen der „10 Gebote" gibt. Wichtiger ist mir, zu verdeutlichen, dass es nach meiner Einschätzung viel sinnvoller gewesen wäre, die Gebote positiv zu formulieren. Ich bitte dies keinesfalls als anmaßend zu verstehen.

Natürlich ist mir klar, dass man „bewusst" weiß, dass ein Gebot wie „Du sollst nicht töten!" von jedermann „verstanden" wird und absolut eindeutig ist. Es geht mir aber nicht darum, in Frage zu stellen, was ein Gläubiger „bewusst versteht", sondern darauf hinzuweisen, dass sich „sein Unterbewusstes" mit dem Begriff „töten" beschäftigt.

Wenn man Woche für Woche den Begriff „töten" hört und womöglich selbst (z.B. in Form eines Gebets) wiederholt, dann wird sich das Unterbewusste genau mit diesem Thema „beschäftigen". Würde man Woche für Woche hören und ggfs. wiedergeben „Du sollst jedes Leben bewahren und beschützen!", dann würde die Auswirkung (Programmierung) auf das Unterbewusste völlig anders aussehen.

Sollte sich an dieser Stelle ein gläubiger Christ angegriffen fühlen, so möchte ich nochmalig deutlich machen, dass ich überhaupt nichts gegen gläubige Christen oder das Christentum als Religion habe. Ich möchte nur deutlich machen, dass es wichtig ist, „das zu denken", was man möchte, und nicht „das zu denken", was man gerade nicht möchte.

12.8. Kann man das Unbewusstsein programmieren?

Die Frage müsste eher lauten:

- „Kann man das Unterbewusste nicht programmieren?"

Tatsächlich ist es nämlich gar nicht möglich, das Unterbewusste „nicht" zu beeinflussen. Alles, was Sie denken, fühlen und erleben, findet unweigerlich den Weg in Ihr Unterbewusstes. Und zwar alles ohne Ausnahme. Es gibt keine Möglichkeit, bewusst zu leben, ohne das Unterbewusste automatisch mit zu „füllen".

Bereits seit Ihrer Zeugung (bzw. sogar davor aus früheren Inkarnationen) wird Ihr Unterbewusstes mit Informationen „gefüttert". Die Frage darf also nicht lauten, ob man das Unterbewusste programmieren kann, sondern viel mehr, in welcher Form dies ggfs. gesteuert möglich ist. Darauf gehe ich in den nächsten Kapiteln näher ein.

12.9. Gesetz der zwanghaften Folge

Um zu verstehen, wie man das eigene Unterbewusste „zielgerichtet programmieren kann", muss man einen Punkt absolut verinnerlicht haben:

- Sie bekommen nicht, was Sie wollen, sondern das, was Sie denken und glauben.

Lesen Sie diesen Satz bitte mehrfach bewusst, darum wiederhole ich ihn:

- Sie bekommen nicht, was Sie wollen, sondern das, was Sie denken und glauben.

Und nochmals:

- Sie bekommen nicht, was Sie wollen, sondern das, was Sie denken und glauben.

Wenn Sie jetzt meinen, dass das nicht sein kann, weil Sie schon hundert Mal gedacht und gehofft haben, z.B. im Lotto zu gewinnen, dann fragen Sie sich bitte, ob Sie an diesen Lottogewinn wirklich geglaubt haben und keinen Fünkchen Zweifel hatten, dass es so kommen wird. Hätten Sie Ihr Leben für diese Überzeugung auf´s Spiel gesetzt oder waren Sie sich in Wirklich doch nicht ganz so 100 prozentig sicher.

Gleiches gilt für den Einwand, dass dieser elementar wichtige Satz nicht stimmen kann, weil Sie schon tausendfach dafür gebetet haben, dass Sie „im Geld schwimmen" und ganz sicher nie wollten, dass Sie „knapp bei Kasse" sind, aber trotzdem nicht wissen, warum der Monat noch nicht zu Ende ist, obwohl das Konto schon bei null steht?

Dann fragen Sie sich bitte, ob Sie von klein auf „gelernt" haben, dass Sie jeden Wohlstand verdient haben und dieser Wohlstand zu Ihnen gehört und passt, wie Ihre Nase und Ihre Ohren. Oder haben Sie stattdessen „Sätze gehört" wie:

- „Das Geld ist knapp, wir müssen sparen."
- „Das Geld wächst nicht auf den Bäumen."
- „Man muss sich alles hart erarbeiten."
- „Geld macht nicht glücklich."

Und vieles mehr, was in diese Richtung geht. Aber wie und warum soll das Geld zu Ihnen „fließen", wenn Sie es mit Ihren tief verwurzelten Überzeugungen „abweisen"?

Genau das gleiche gilt für Ihre Gesundheit. Haben Sie schon mal gehört?

- „Zieh Dich warm an, ansonsten erkältest Du Dich."
- „Wenn Du barfuß läufst, wirst Du krank."
- „Trockne Deine Haare, ansonsten liegst Du bald flach."

Wenn man so etwas in seinem Leben immer und immer wieder hört, dann glaubt man es ganz automatisch. Warum sollte man Sie schließlich angelogen haben.

Aber wenn man es glaubt, dann wird gemäß dem „Gesetz der zwanghaften Folge" auch genau das passieren, was Sie glauben. Sobald Sie barfuß oder mit nassen Haaren rumlaufen, fangen Sie sich eine Erkältung ein. Ihr Unterbewusstes wird schon dafür sorgen, dass Ihnen geschieht, was Sie glauben.

12.10. Was ist Ihnen wichtig?

Als erstes ist es ganz sicher wichtig, zu wissen, was man wirklich will. Auch diesen Satz möchte ich nochmal wiederholen:

- „Sie müssen wissen, was Sie wirklich wollen."

Dabei geht es nicht um Banalitäten wie „Ich wäre gerne reich" oder „Ich würde gerne einen Aston Martin fahren" usw., sondern um die essentielle Frage: „Was wollen Sie wirklich–wirklich–wirklich?

Diese Frage muss jeder für sich selbst beantworten. Eine Möglichkeit, diese Frage für sich selbst zu beantworten, ist meine „Relevanz-Pyramide".

Schreiben Sie sich auf, was Sie „alles" wollen. Alles, was Ihnen einfällt. An dieser Liste werden Sie sicher ein paar Stunden sitzen müssen, weil Ihnen immer wieder etwas einfallen wird, an das Sie nicht sofort denken, was Ihnen aber beim Nachdenken, ggfs. in einer meditativen Phase, bewusst wird.

Diese „Wünsche" schreiben Sie auf kleine Zettel, auf jeden Zettel einen Wunsch. Vielleicht haben Sie dann hundert kleine Zettel mit jeweils einem Wunsch?

Nun legen Sie jeweils zwei Wünsche nebeneinander und fühlen in sich hinein, was Ihnen wirklich wichtig davon ist.

Den wichtigeren Wunsch legen Sie nach oben in Ihre gedachte Pyramide, den weniger wichtigen Wunsch eine Stufe tiefer.

So gehen Sie mit jedem Wunsch vor. Die jeweils wichtigeren Wünsche legen Sie weiter nach oben, die etwas weniger wichtigen Wünsche weiter nach unten. Wenn Ihnen Wünsche gleich wichtig sind, legen Sie diese Zettel nebeneinander hin.

Sie werden nach einiger Zeit, vielleicht sitzen Sie sogar Stunden an diesen Gegenüberstellungen, eine Relevanz-Pyramide erhalten. Das, was Ihnen wirklich–wirklich–wirklich wichtig ist, steht ganz oben. Die nun offenbar etwas weniger wichtigen Wünsche eine Stufe oder auch zwei Stufen darunter. Und die Wünsche, die Sie anfänglich als ebenfalls wichtig erachtet hatten, finden sich plötzlich in den unteren Reihen wieder.

Sie werden feststellen, dass die Verteilung Ihrer Wunsch-Relevanz dem Bild einer Pyramide ähnelt. Ganz oben ist der zentrale Wunsch Ihres Lebens, z.B. Ihre Lebensbestimmung zu erkennen, und darunter finden sich abgestuft immer mehr Wünsche, je weniger relevant diese Wünsche für Sie sind. Und womöglich ist das, was Ihnen spontan als erstes eingefallen ist, in Wirklichkeit eher unwichtig, z.B. ein neues Auto.

Wenn Sie nun wissen, was Ihnen wirklich wichtig ist, kann der nächste Schritt folgen.

12.11. Was und wie sollten Sie denken?

Wenn Sie nun wissen, was Ihnen wichtig ist, ist der nächste Schritt, zu überlegen, was und wie Sie denken sollten, um Ihre Wünsche für sich zu manifestieren, also in Ihr Leben zu ziehen.

- Der erste zentrale Punkt ist, dass Sie Ihren Wunsch positiv formulieren müssen. Es geht darum, was Sie wollen, und nicht darum, was Sie nicht wollen.

- Der zweite zentrale Punkt ist, dass Sie diesen Wunsch glauben und verinnerlichen müssen, also absolut kein Zweifel mehr in Ihrem Unterbewussten bestehen darf, dass Sie die Erfüllung dieses Wunsches verdient haben und er sich erfüllen wird.

- Und als dritten zentralen Punkt müssen Sie diesen Gedanken pflegen. Ein Gedanke ist wie ein Same, der genährt werden muss. Steter Tropfen höhlt den Stein. Wenn Ihr Wunsch in Wirklichkeit nur eine geringe Relevanz besitzt, wird er vom Unterbewussten hintenan gehängt und erst „bearbeitet", sobald sich die Wichtigkeit erhöht hat.

Da Sie Ihr Unterbewusstes nicht direkt programmieren können, gibt es für Sie nur einen Weg, diese Programmierung trotzdem erfolgreich und zielführend vorzunehmen:

- Kümmern Sie sich nicht um Ihr Unterbewusstes, sondern um Ihr Denken.

Wie das geht, erläutere ich noch ausführlich im weiteren Verlauf des Buches bzw. in Band II und Band III.

13. Körper und Unterbewusstes

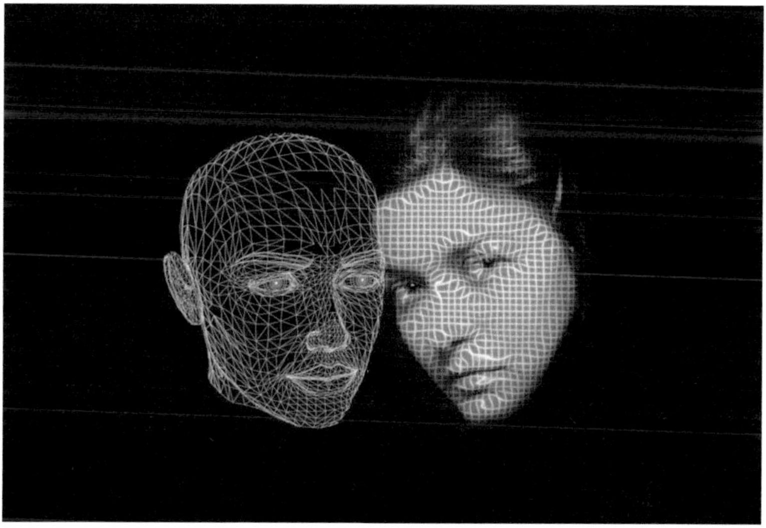

13.1. Wer heilt Körper und Seele?

Was tun Sie, wenn Sie sich krank fühlen? Gehen Sie zum Arzt und übertragen diesem die Aufgabe "Machen Sie mich gesund."? Was würden Sie denken, wenn ich Ihnen erklären würde, dass kein Arzt der Welt Sie "heilen" kann?

Kein Mediziner wird Ihnen jemals erklären, dass er Sie geheilt hat. Das, was ein Arzt, Homöopath, Geistheiler usw. machen kann, ist, die Heilkraft Ihres Körpers zu unterstützen. Nicht mehr. Ihr Körper heilt sich immer selbst, äußere Einflüsse können dies nur positiv begleiten.

So, wie Sie inzwischen wissen, dass Sie die Verantwortung für alles, was sich in Ihrem Leben manifestiert, tragen, gilt dies ganz genauso für Ihren Körper, falls nicht physiologische Überforderungen, z.B. ein Unfall, Vergiftungen, Herbizide, Fungizide, Elektrosmog, genmanipulierte Nahrung etc., Ihren Körper schwächen. Warum sollte das Gesetz des Denkens, Fühlens und Glaubens nur für Ihre äußeren Lebensumstände gelten, nicht jedoch für Ihren "Bio-Anzug"?

Der menschliche Körper ist ein "Wunderwerk der Naturtechnik". Er kann sich auf wundersame Weise selbst "reparieren", solange man ihn lässt. Das Unterbewusste wird neues Wissen und neue Erkenntnisse nutzen, sobald diese nützlich sind und benötigt werden, um Genesung und Gesundung voranzutreiben. Man muss im Normalfall nur den Körper die Arbeit erledigen lassen, soweit nicht akute Umstände ein Eingreifen nötig machen. Darum heißt es ganz zurecht:

- "Medicus curat, natura sanat."

Für die Gesundung bzw. Heilung des Körpers hat Paracelsus den wichtigsten Baustein erkannt:

- "Der Hauptgrund für Heilung ist Liebe."

Die Macht der Liebe, auch physische Veränderungen zu bewirken, ist unglaublich. Es gibt hierzu unzählige Geschichten, Sagen und Märchen, aber auch tagtägliche Erfahrungen (z.B. Schmetterlinge im Bauch, Herzklopfen). Warum sollte die Liebe nicht dazu beitragen, dass positive Rahmenbedingungen für eine Gesundung geschaffen werden?

13.2. Appell an die Heilkraft des Körpers

Die Kernfrage ist, wie man die Heilkraft des Körpers zum Guten beeinflussen kann? Dass dies durch positive Gedanken und das feste Vertrauen auf Heilung möglich ist, steht für mich außer Frage. Allerdings reicht dies nach meiner Fahrung nicht aus. Entscheidend ist, die Ursache und den Auslöser eines Symptoms herauszufinden und aufzulösen. Wie man dies schaffen kann, dazu komme ich im Laufe des Buches noch.

Trotzdem kann man die Heilkraft des Körpers auch ohne das Wissen um die Ursache eines Symptoms unterstützen. Hierfür gibt es eine Reihe von Ansatzpunkten in Form einer Geist-Körper-Heilung, z.B.

- Nutzen Sie die Heilkraft der Gedanken, denn der Körper heilt durch Resonanz mit positiven Gedanken und daraus folgend positiven Gefühlen. Krankheit kann es nur außerhalb der Balance geben, d.h. in einem Ungleichgewicht. Fragen Sie Ihren Körper, was nicht stimmt. Hören Sie auf die Antwort Ihres Unterbewussten.

- Eine glückliche Stimmung führt zu glücklichen Gedanken. Danken Sie für all das Positive, was auf Sie noch wartet. Danken Sie für das Gefühl von Hoffnung und Kraft.

- Schicken Sie einen Hinweis an Ihr Unterbewusstes, dass Sie Ihre Verantwortung für Ihre Gesundung anerkennen und fordern Sie Ihr Unterbewusstes auf, alles zu unternehmen, um die Heilung des Körpers voran zu treiben.

- Stellen Sie sich Ihr Immunsystem als starken und praktisch unüberwindlichen Superhelden vor, der jedem Widersacher (Bakterien, Viren, Parasiten, Pilz, Gift etc.) gewachsen ist und ihn besiegen wird.

- Stellen Sie sich Ihre Körperzellen bildhaft vor und lassen Sie kranke Zellen von Ihrem Immunsystem (Müllabfuhr) abholen (z.B. durch Schwitzen) oder Ihre innere Feuerwehr spritzt bildhaft Blätter (kranke Zellen) weg.

13.3. Körperreisen

Ein sehr effektives Hilfsmittel kann es sein, Körperreisen zu unternehmen. Eine solche Reise ist vergleichbar mit einer Meditation, nur dass Sie sich weniger auf Ihren Atem o.ä. konzentrieren, sondern sich in einer tiefen Entspannung auf eine Gedankenreise durch Ihren Körper machen.

Legen Sie sich entspannt hin, sorgen Sie für Ruhe und eine entspannte Atmosphäre und beginnen Sie, in Gedanken von Kopf bis Fuß Ihren Körper zu "durchschwimmen" oder zu "durchwandern". "Schauen" Sie sich in Gedanken alle Organe, Arterien, Venen, Nerven usw. in Ruhe an und warten Sie auf Bilder Ihres Unterbewussten. Sie werden, je öfter Sie diese Körperreisen unternehmen, immer konkretere Hinweise Ihres Unterbewussten erhalten, an welchen Stellen "etwas nicht stimmt".

Nach Ihrer Körperreise machen Sie sich bitte Notizen zu allem, was Sie "gesehen" haben bzw. zu den Bildern, die Ihnen Ihr Unterbewusstes geschickt hat. Beschreiben Sie das "Gesehene" und Gefühlte so genau wie möglich und heften Sie sich Ihre Notizen für eine spätere Überprüfung ab.

Diese Körperreisen gehören bei mir zum Standardvorgehen bei einem Coaching oder einer Therapie, falls körperliche Beschwerden bestehen. Ich komme darauf später noch zu sprechen.

13.4. Kann man sich gesund und glücklich denken?

Was meinen Sie? Kann man sich gesund und glücklich denken? Nachdem, was Sie bisher in diesem Buch gelesen haben, müsste Ihre Antwort spontan "Selbstverständlich" lauten. Ich halte es wie eine berühmte junge Dame, die von Astrid Lindgren erdacht wurde, mit der Überzeugung:

> 2 x 3 macht 4
> Widdewiddewitt und Drei macht Neune!!
> Ich mach' mir die Welt
> Widdewidde wie sie mir gefällt ....
>
> Hey - Pippi Langstrumpf
> trallari trallahey tralla hoppsasa

Hey - Pippi Langstrumpf,
die macht, was ihr gefällt.

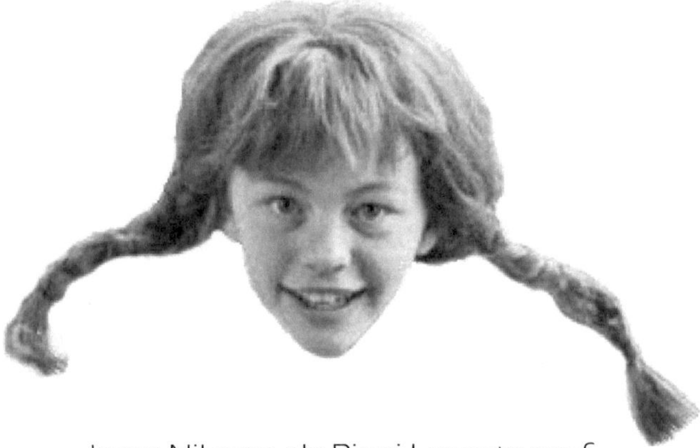

Inger Nilsson als Pippi Langstrumpf

Egal, was Pippi Langstrumpf auch widerfahren sein mag, sie hat die Welt aus ihrer persönlichen Perspektive immer positiv gesehen und sich nie unterkriegen lassen. Gerade diese Zuversicht und Gelassenheit, egal was kommen mag, ist das, was ich an der Figur "Pippi Langstrumpf" am höchsten einschätze, ja sogar bewundere. Daran sollte sich jeder ein Beispiel nehmen, das tägliche Glück erkennen und die Welt sehen, wie sie einem am besten gefällt.

Letztendlich sollte sich jeder bewusst machen, dass das Leben immer irreal ist, d.h. es gibt nur subjektiv "gefärbte" Sichtweisen und niemals eine objektive Wahrheit. Schon gar nicht kann man in einem konkreten Moment die allumfassenden Hintergründe und Auswirkungen mitsamt aller positiven und negativen Seiten einer Situation einschätzen. Tatsächlich gibt es noch nicht einmal positive oder negative Begleitumstände, sondern alles ist nur so, wie es ist. Ob irgendetwas davon irgendwann mal als positiv oder negativ angesehen wird, hängt von einem "Ergebnis" ab, das erst viel später einen erneut subjektiv gefärbten Rückblick ermöglicht.

Wenn man jedoch in einer Situation überhaupt nicht abzusehen vermag, ob eine "Situation" irgendwann mal als positiv oder negativ eingeschätzt werden wird, dann erscheint es mir viel sinnvoller und zielführender, jede Situation, auch wenn sie sich in diesem konkreten Moment als wenig angenehm darstellt, als "möglicherweise positiv und genau richtig" anzunehmen und dankbar dafür zu sein. Ich habe es zumindest in meinem Leben und bei allen Coachings und Therapien immer erleben dürfen, dass sich eine anfänglich als negativ empfundene Situation später ein großer Glücksfall entpuppt hat.

Darum empfehle ich Ihnen:

> Nehmen Sie alles von der leichten Seite und bedanken Sie sich für alles, was Sie erleben "dürfen", denn erst im Rückblick werden Sie erkennen können, wie wertvoll gerade diese Erfahrung für Sie gewesen ist. Also denken Sie sich glücklich, denn alles andere ist viel anstrengender und weniger angenehm.

Ich möchte an dieser Stelle einen Liedtext zitieren. Und zwar aus einem Film, den ich als Jugendlicher geliebt habe: "Das Leben des Brian". Ich führe der Einfachheit halber nur die deutsche Übersetzung auf:

Nimm´s nicht so schwer, Brian! Weißt du, was sie sagen?

Einige Dinge im Leben sind schlecht,
Sie können dich wirklich verrückt machen.
Andere Dinge lassen dich schimpfen und fluchen,
wenn du am Knorpel des Lebens zu kauen hast.
Moser nicht, fang an zu pfeifen,
und das hilft dir, das Beste draus zu machen

Und schau immer auf die fröhliche Seite des Lebens,
schau immer auf die helle Seite des Lebens.

Wenn das Leben halb verfault scheint,
dann gibt es etwas, das du vergessen hast,
das ist zu lachen und zu lächeln, zu tanzen und zu singen.
Wenn du dich fühlst, als lägst du schon auf der Müllkippe,
dann sei kein dummer Trottel.
Spitz deine Lippen und pfeif, das ist der Trick!

Und schaue immer auf die helle Seite des Lebens.
Komm schon!
Schaue immer auf die richtige Seite des Lebens.

Denn das Leben ist ziemlich absurd und der Tod hat das letzte Wort.
Du musst immer mit einer Verbeugung vor den letzten Vorhang treten.

> Denk nicht an deine Sünden, zeig den Zuschauern ein Grinsen.
> Genieß es, es ist so wie so deine letzte Chance.
>
> Also, immer auf die fröhliche Seite des Todes schauen, auch kurz bevor du den letzten Atemzug machst
>
> Das Leben ist ein Stück Scheiße, wenn man es so betrachtet.
> Das Leben ist ein Lacher und Tod, der ist ein Kracher, wirklich wahr.
> Du wirst sehen, es ist alles nur eine Show. Lass sie lachen, wenn du gehst.
> Denk daran, dass der letzte Lacher du selber bist.
>
> Und immer die fröhliche Seite des Lebens betrachten.
> Immer auf die richtige Seite des Lebens schauen.
> Komm Brian, mach mal ein fröhliches Gesicht!
>
> Immer die fröhliche Seite des Lebens betrachten.
> Immer die fröhliche Seite des Lebens betrachten.
> Schlimmere Sachen passieren auf See, weißt du.

Dass die Empfehlung "Immer die fröhliche Seite des Lebens betrachten." nicht in jeder Situation leicht umzusetzen ist, ist mir klar, aber man kann es lernen, genauso wie man lernen kann, Vertrauen statt Angst zu haben, sowie Schuldgefühle aufzulösen und Schamgefühle zu substituieren. Wie dies gemäß meiner Vorgehensweise mit Hilfe eines Coachings oder einer Therapie machbar ist, erläutere ich im späteren Teil der Buchreihe.

13.5. Positive Psychologie

In der Wissenschaft spricht man nicht mehr von "positivem Denken", sondern von "positiver Psychologie".

Der Begriff "Positive Psychologie" wurde 1954 von dem US-amerikanischen Psychologen Abraham Maslow eingeführt und in den 1990er Jahren von dem US-amerikanischen Psychologen Martin Seligman wieder aufgegriffen.

Im Gegensatz zur traditionellen defizitorientierten Psychologie befasst sich die Positive Psychologie mit den positiven Aspekten des Menschseins, so werden etwa Glück, Optimismus, Geborgenheit, Vertrauen, individuelle Stärken, Verzeihen (Vergebung) oder auch Solidarität behandelt. Inzwischen benennt der Begriff eine Strömung (möglicherweise eine Schule) innerhalb der Psychologie.

Im US-amerikanischen und angelsächsischen Raum spielen Charakterstärken bzw. Tugenden (virtues) eine bedeutende Rolle in der Forschung zur Positiven Psychologie. Christopher Peterson und Martin Seligman unterscheiden sechs Tugenden, denen insgesamt 24 Charakterstärken zugeordnet sind:

- Weisheit und Wissen (kognitive Stärken): Kreativität, Neugier, Aufgeschlossenheit, Lernfreude, Perspektive

- Courage (emotional Stärken): Tapferkeit, Beharrlichkeit, Integrität, Vitalität

- Menschlichkeit (interpersonale Stärken): Liebe, Freundlichkeit, soziale Intelligenz

- Gerechtigkeit (zivile Stärken): soziale Verantwortung, Fairness, Führungsstärke

- Mäßigung (Stärken, die gegen Exzesse schützen): Vergeben und Mitleid, Demut und Bescheidenheit, Besonnenheit, Selbstregulation

- Transzendenz (spirituelle Stärken, die mit Bedeutsamkeit zu tun haben): Wertschätzung von Schönheit und Exzellenz, Dankbarkeit, Hoffnung, Humor, Spiritualität.

Park, Peterson und Seligman führten zahlreiche empirische Studien in Verbindung mit der Identifikation menschlicher Charakterstärken durch. Auch in der kontinental-europäischen Forschung zur Positiven Psychologie im Bildungskontext spielen Kernqualitäten eine wichtige Rolle, beispielsweise in Untersuchungen zur Förderung der persönlichen Fähigkeiten von Menschen durch positive Aktivitäten.

Seit der Begründung der Positiven Psychologie macht sich auch die Unternehmenspraxis deren Erkenntnisse zunutze, beispielsweise in Form des Positive

Leadership-Konzepts im angelsächsischen Raum. Erziehung und Bildung sind weitere Anwendungsbereiche, in denen die Positive Psychologie zunehmend an Bedeutung gewinnt.[38]

Die Positive Psychologie spielt bei meinen Coachings und Therapien eine zentrale Rolle, da, wie schon dargelegt, alles "drei Seiten" hat, also unter mehreren Blickwinkeln betrachtet werden kann, sowie in jeder Situation bzw. jede Erfahrung auch positive Aspekte beinhaltet, die man aber ggfs. nicht sofort als Beteiligter erkennen kann.

13.6. Lachen statt weinen

Jeder Mensch hat Situationen erlebt, in denen er von Herzen weinen musste. Dies ist auch gut so. So ist es z.B. wichtig, trauern zu können, wenn ein entsprechender Anlass gegeben ist, z.B. der Tod eines nahen Verwandten oder Freundes.

Daneben gibt es aber viele Situationen, in denen man das Gefühl hat, weinen zu wollen oder zu müssen, ohne zu wissen, warum überhaupt. Für diese Fälle empfehle ich ein bewusstes Umprogrammieren, indem man sich Situationen ins Gedächtnis ruft oder ansieht, z.B. durch das Anklicken lustiger Youtube-Videos, die sofort zum Lachen animieren. Je herzhafter das Lachen, desto besser. Am besten sollte man versuchen, vor Lachen zu weinen, denn jede Träne, die man

[38] https://de.wikipedia.org/wiki/Positive_Psychologie

vor Lachen vergießt, kann man nicht mehr vor Niedergeschlagenheit weinen.

13.7. Richtig fokussieren

Ein wichtiger Schritt, um das in sein Leben zu ziehen, was man wirklich erleben möchte, ist es, sich bewusst richtig zu fokussieren. Ein Beispiel aus dem täglichen Leben, das jeder Autofahrer kennt:

- Man darf beim Überholen in einer Autobahnbaustelle auf keinen Fall den zu überholenden LKW im Fokus haben, sondern man sollte stur geradeaus dahin schauen, wohin man fahren möchte.

Wissen Sie, warum diese Vorgehensweise wichtig ist? Ganz einfach, weil Sie automatisch in die Richtung fahren, in die Sie gucken. Und wenn Sie auf den zu überholenden LKW schauen, dann dürfen Sie sich nicht wundern, wenn Sie diesem LKW mit Ihrem Fahrzeug bedrohlich nahe kommen.

Das gleiche gilt für Ihr Denken. Wenn Sie darüber nachdenken, was Sie nicht möchten, dann dürfen Sie sich gleichfalls nicht wundern, wenn Sie genau das Nichtgewünschte in Ihre Realität ziehen und erleben.

14. Traumata

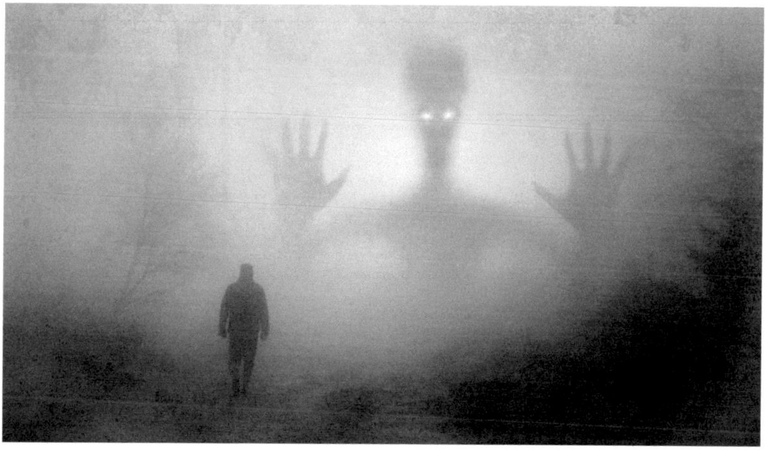

14.1. Was ist ein Trauma?

Eine kurze Erläuterung:

> Als psychisches, seelisches oder mentales Trauma oder Psychotrauma (Plural Traumata, Traumen; griechisch Wunde, τραύμα) wird in der Psychologie eine seelische Verletzung bezeichnet. Das Wort Trauma kommt aus dem Griechischen und bedeutet allgemein Verletzung, ohne dabei eine Festlegung zu treffen, wodurch diese hervorgerufen wurde.
>
> In der Medizin wird mit dem Begriff Trauma eine Verwundung bezeichnet, welche durch einen Unfall oder

> eine Gewalteinwirkung hervorgerufen wurde. Diese Verwendung ist seit dem 19. Jahrhundert belegt.
>
> Analog hierzu bezeichnet man in der Psychologie eine starke psychische Erschütterung, welche durch ein traumatisierendes Erlebnis hervorgerufen wurde, als Psychotrauma. Der Begriff wird nicht einheitlich verwendet und kann sowohl das auslösende Ereignis, aber auch die Symptome oder das hervorgerufene innere Leiden bezeichnen. Psychische Traumatisierungen spielen eine zentrale Rolle für die Entwicklung psychischer Störungen.[39]

Was jemand bei einem traumatischen Erlebnis praktisch immer übersieht, ist, dass dieses Erlebnis für den Betroffenen selbst zumindest positiv ausgegangen sein muss, denn sonst wäre er tot. Diese Tatsache wird jedoch meistens ausgeblendet und bleibt unbeachtet, dabei ist es das wichtigste.

14.2. Welche Voraussetzungen müssen für ein Trauma erfüllt sein?

Damit eine Erfahrung als traumatisch empfunden werden „kann", müssen mehrere Bedingungen erfüllt sein:

- Die Erfahrung muss völlig überraschend ohne Vorwarnung passieren, d.h. es muss sich um eine Situation handeln, die man nicht erahnen oder erwarten konnte.

[39] https://de.wikipedia.org/wiki/Trauma_(Psychologie)

- Die Erfahrung muss schockauslösend und existenziell sein, d.h. es reicht nicht aus, dass sich jemand einfach nur erschreckt und kurz danach registriert, dass der Auslöser des Schrecks ungefährlich ist und als unliebsame Erfahrung abgelegt werden kann.

- Die Erfahrung muss isolativ wirken, d.h. der Betroffene muss in dieser Situation das Gefühl haben, sich an niemanden wenden zu können, allein ohne Hilfe da zu stehen und seine Verzweiflung „in sich hineinfressen".

Erst wenn diese Vorbedingungen erfüllt sind, kann eine Situation traumatisch wirken. Fehlt eine dieser Vorbedingungen kann eine erlebte Situation zwar als äußerst unangenehm empfunden werden, sich jedoch nicht als Trauma verankern.

14.3. Was ist die Folge von traumatischen Erfahrungen?

Traumatische Erlebnisse haben immer eine psychische Folge, z.B. Angsterkrankungen, Panikattacken, Albträume, Zwangserkrankungen usw., wobei die Stärke der psychischen Folgen natürlich davon abhängt, in welcher Form ein Trauma verarbeitet werden konnte.

Eine sehr bekannte Folge eines Traumas ist die Posttraumatische Belastungsstörung:

> Die Posttraumatische Belastungsstörung (PTBS) zählt zu den psychischen Erkrankungen. Einer PTBS gehen

definitionsgemäß ein oder mehrere belastende Ereignisse von außergewöhnlichem Umfang oder katastrophalem Ausmaß (psychisches Trauma) voran. Dabei muss die Bedrohung nicht unbedingt direkt die eigene Person betreffen, sondern sie kann auch nur bei anderen beobachtet und erlebt werden (z.B. als Zeuge eines schweren Unfalls oder einer Gewalttat).

Die PTBS tritt in der Regel innerhalb eines halben Jahres nach dem traumatischen Ereignis auf und geht mit unterschiedlichen psychischen und psychosomatischen Symptomen einher. Bei einer PTBS ist in der Regel eine hohe Komorbidität von bis zu 90% festzustellen. Häufig kommt es zum Gefühl von Hilflosigkeit und durch das traumatische Erleben zu einer Erschütterung des Ich- und Weltverständnisses.

Weitere Synonyme für die PTBS sind Posttraumatische Belastungserkrankung, Posttraumatisches Belastungssyndrom, Psychotraumatische Belastungsstörung, basales psychotraumatisches Belastungssyndrom oder posttraumatic stress disorder (englisch, Abk. PTSD).[40]

14.4. Gibt es „abgeschwächte" Traumata?

Kurz gesagt, ein Trauma ist ein Trauma. Aber es gibt natürlich verschieden stark ausgeprägte Traumata, die entsprechend

[40] https://de.wikipedia.org/wiki/Posttraumatische_Belastungsst%C3%B6rung

unterschiedliche Auswirkungen auf und Folgen für den Betroffenen haben.

Daneben gibt es als „traumatisch empfundene Erlebnisse", die jedoch nicht unter dem Begriff Trauma subsummiert werden sollten, z.B. eine leidvolle Erfahrung, die einen Lerneffekt zur Folge hat. Ein Beispiel:

- Ein kleines Kind räumt sein Kinderzimmer nicht so ordentlich auf, wie die Geschwister. Die Mutter sanktioniert das unordentliche Zimmer, indem nur die anderen Kinder ein Eis zur Belohnung erhalten. Das Kind, das kein Eis erhält, verknüpft mit der Reaktion der Mutter den Gedanken „Mama hat mich nicht lieb." und empfindet evtl. diese Erkenntnis als traumatisch bzw. zumindest belastend.

Eine solche Situation passiert jedem Menschen jeden Tag, aber man spricht bei den Folgen nicht von einem Trauma.

15. Epilog

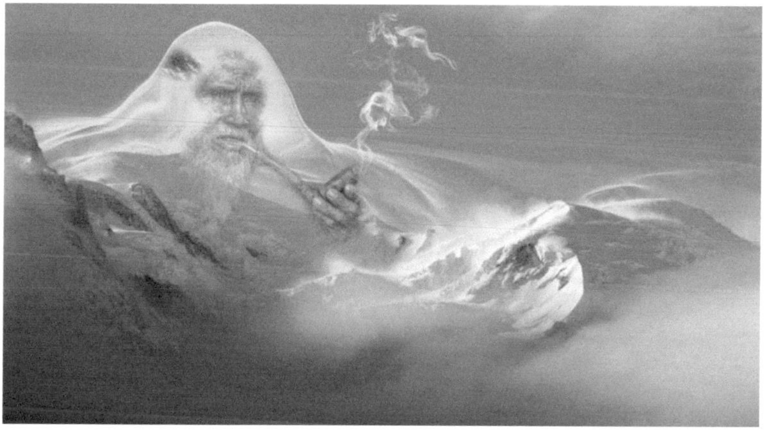

In Band I der Trilogie "Omniatherapie: Gesundheit & Glück durch Verstehen & Versöhnung" wurden folgende Themenbereich angerissen:

- Die Medizin
- Physische Heilansätze
- Psychische Heilansätze
- Physikalische Hintergründe
- Biologische Hintergründe
- Gesundheit - Krankheit – Symptome

- Körper – Geist – Seele
- Psyche: Bewusstsein und Unterbewusstes
- Körper und Unterbewusstes
- Traumata

Es ist mir wichtig, bei der Herleitung der Omniatherapie zu verdeutlichen, dass eine ganzheitliche Betrachtung nach meiner Erfahrung und Einschätzung in allen Bereichen notwendig ist, u.a.

Zeugung - Leben - Tod

Körper - Geist - Seele

Unterbewusstes - Wachbewusstsein - Überbewusstsein

Vergangenheit - Gegenwart - Zukunft

usw.

Band II und III bauen darauf auf. und beinhalten folgende Themenbereiche:

Band II

- Was ist „Denken"?
- Was ist "Fühlen"?

- Was ist "Glauben"?
- Was ist „Vertrauen“?
- Angst und das Gegenteil von Angst
- Schuld und Verantwortung
- Trauer und die große Traurigkeit
- Glaubenssätze und das Gesetz der Resonanz
- Wünsche, Zufriedenheit und Glück
- Liebe – Vertrauen – Vergebung
- Schlaf und Träume

Band III

- Religion – Glaube – Vertrauen
- Was ist der Glaube?
- Leben und Tod
- Karma und die Bedeutung für die Omniatherapie
- Beten und Vertrauen
- Zitate aus der Bibel

- Systemische Hintergründe
- Affirmationen und Suggestionen
- Hypnose und Trance
- Reframing in der Omniatherapie
- Voraussetzungen für die Omniatherapie
- Die 30 Stufen der Omniatherapie
- Technische Hilfsmittel
- Anwendungsgebiete der Omniatherapie

Ich hoffe, dass die wissenschaftlichen Themenbereiche nicht so mühsam zu lesen waren, wie mir dies meine Frau dargelegt hat. Ich verspreche Ihnen, dass Band II etwas "flüssiger" zu lesen sein und Band III, insbesondere nach Einschätzung meiner Frau, richtig interessant wird.

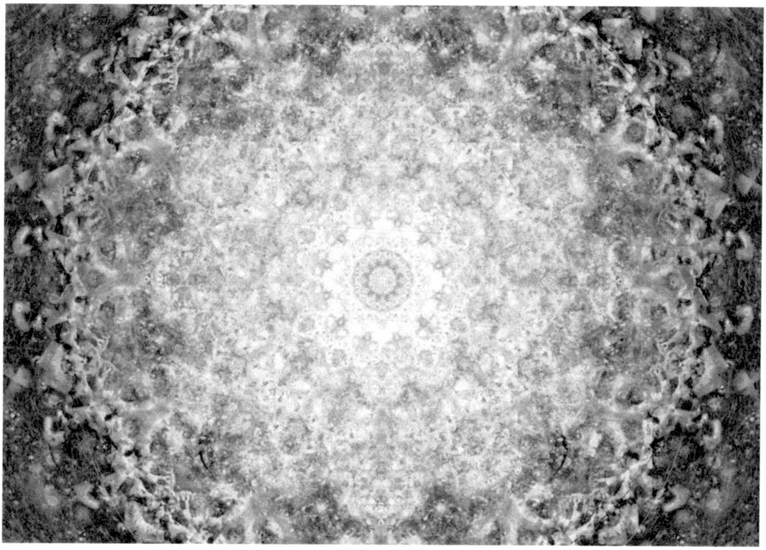

16. Zum Autor

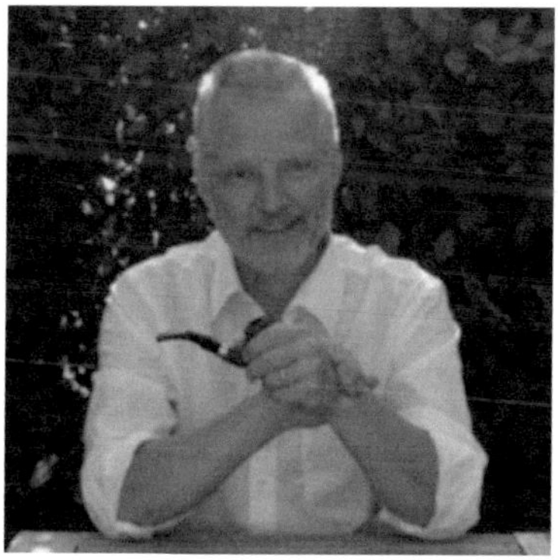

Thomas A. M. Windelschmidt, geboren in Berlin, aufgewachsen in Dortmund, studierte Physik und Wirtschaftswissenschaften.

Bereits während seines Studiums gründete er seine ersten Unternehmen und agierte international als Unternehmer und Unternehmensberater.

Nach seinen ersten Studienzeiten wurde er u.a. zum Präsidenten des Bundesverbandes der Mehrwertdienste-, Post und Telekommunikationsnutzer e.V. (BMPT), zum Vorstand des Netzwerks Deutscher Mittelstand e.V. (DeuMit.net), sowie später zum Präsidenten des Bundesverbandes für Bildung, Wissenschaft und Forschung e.V. (BBWF) berufen.

Neben seinen unternehmerischen Tätigkeiten nutzte er Möglichkeiten für private Studien der Psychologie (inkl. positiver Psychologie), der Psychotherapie, der systemischen Familientherapie (inkl. Familienaufstellung), des NLP und der GNM, dazu absolvierte er eine Fortbildung zum Hypnosetherapeuten.

Ein Hauptaugenmerk legte er auf sein Wirken als Reframingcoach (reframingcoaching.de), Omniatherapeut (omniatherapie.de) und Siegersystem-Trainer (siegersystem.de) und konzentriert sich heute auf seine Unterstützung als Submediator (submediation.de) und als "Der Counselor" (der-counselor.de), sowie die Weiterentwicklung der holistischen Omniavision (omniavision.de).

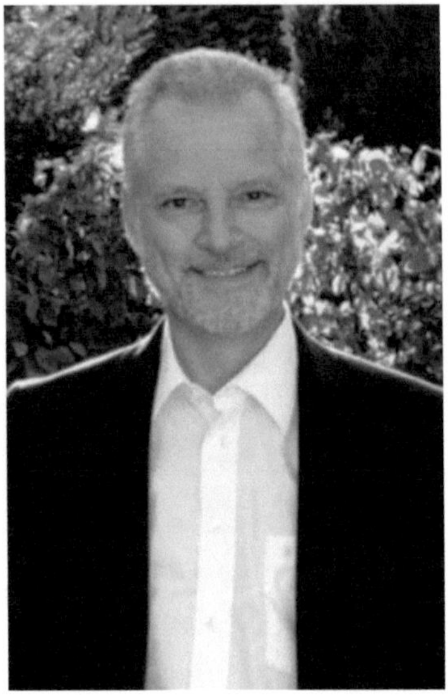

Thomas A. M. Windelschmidt erstellte zwei Dissertationen und schrieb bisher 15 Bücher, die z.T. auch auf Englisch publiziert wurden.

Der Autor ist mit seiner Frau Claudia seit 1993 glücklich liiert und seit 1997 in erster Ehe verheiratet. Sie sind Eltern eines Sohnes (* 1998) und einer Tochter (* 2000).

17. Bilderverzeichnis

18. Literaturverzeichnis

Aigner, Christiane
Krebs - Wir müssen nicht erst sterben, um Heilung zu erfahren!

Aurobindo, Sri / Die Mutter
Handbuch des Integralen Yoga

Baba, Meher / Schuhmacher, Stephan
Der göttliche Plan der Schöpfung: Eine spirituelle Kosmologie

Bäumer, Regina / Plattig, Michael
"Dunkle Nacht" und Depression: Geistliche und psychologische Krisen verstehen und unterscheiden

Bandler, Richard / Donner, Paul
Die Schatztruhe: NLP - Das neue Paradigma des Erfolgs

Bandler, Richard / Grinder, John
Reframing: Neurolinguistisches Programmieren und die Transformation von Bedeutung

Bandler, Richard / Grinder, John
Reframing: Ein ökologischer Ansatz in der Psychotherapie

Becker, Patrick
In der Bewusstseinsfalle?: Geist und Gehirn in der Diskussion von Theologie, Philosophie und Naturwissenschaften

Berger, Wolfgang
Business Reframing: Erfolg durch Resonanz

Berger, Wolfgang
Business Reframing: Entfesseln Sie die Genialität in Ihrem Unternehmen: offen, human, mutig

Bernard, Paul
Hypnose. Kommunikation mit dem Unterbewusstsein

Bernard, Paul
Mentaltraining und Selbsthypnose: Gesundheit und Erfolg - Sie können es lernen

Bernard, Paul
Mit Worten heilen: Mentaltherapie in Hypnose (Mikado-Wohlfühlbücher)

Birkenbihl, Vera F. / Murphy, Joseph
Die Macht Ihres Unterbewusstseins: Das große Buch innerer und äußerer Entfaltung

Blumrich, Beate
Geführte Selbsthypnose: Wenn nichts hilft, zaubere!

Bösch, Jakob
Spirituelles Heilen und Schulmedizin: Eine Wissenschaft am Neuanfang

Bongartz, Walter / Bongartz , Bärbel
Hypnosetherapie

Bongartz, Walter / Bongartz , Bärbel
Hypnose: Wie sie wirkt und wem sie hilft

Boskugel, Andreas
DENKE! ANDERS: Das wohl wertvollste Buch der Welt

Bucher, Anton
Psychologie der Spiritualität: Handbuch. Mit einem Vorwort von Rolf Oerter

Bucher, Anton
Psychologie der Spiritualität: Mit E-Book inside

Buddharakkhita, Acharya
Die Lehre von Karma und Wiedergeburt

Dethlefsen, Thorwald
Esoterik - Der Weg zur Selbstwerdung: Band 16

Dijksterhuis, Ap / Roth, Gerhard
Das kluge Unbewusste: Denken mit Gefühl und Intuition

Donner, Paul / Bandler, Richard
Die Schatztruhe: NLP - Das neue Paradigma des Erfolgs

Dossey, Larry
One Mind: Alles ist mit Allem verbunden

Duprée, Ulrich
Das Wunder der Vergebung: Ho'oponopono – das hawaiianische Ritual für inneren Frieden

Eagleman, David
Inkognito: Die geheimen Eigenleben unseres Gehirns

Engemann, Rudolf
Hypnose hilft: Mit dem Geist Körper und Seele

Esser, Stefan / Riedel, Wolf
Angst darfst du haben - fürchten musst du dich nicht: Wie Hypnose mir geholfen hat, das Unmögliche zu schaffen

Erickson, H. / Rossi, Ernest L.
Die Veränderung sensorischer, perzeptueller und psychophysiologischer Prozesse durch Hypnose

Erickson, H. / Rossi, Ernest L.
Gesammelte Schriften von Milton H. Erickson:

Erickson, Milton H.
Seminars, Workshops and Lectures of Milton H. Erickson: Life Reframing in Hypnosis

Ewertowski, Jörg
Die Entdeckung der Bewusstseinsseele: Wegmarken des Geistes

Fabisiak, Reinhard
Meditation als Selbsterfahrung: Ein Reiseführer in ein unbekanntes Land

Frank, Sven
Hypnosetherapie in der Praxis: Ein Lernbuch

Frederick, Claire / Phillips, Maggie
Handbuch der Hypnotherapie bei posttraumatischen und dissoziativen Störungen

Freitag, Erhard F.
Kraftzentrale Unterbewusstsein; Hilfe aus dem Unbewussten

Galuska
Psychotherapie und Bewusstsein

Gast, Ursula / Markert, Elisabeth Ch.
Trauma und Trauer: Impulse aus christlicher Spiritualität und Neurobiologie (Leben lernen)

Gauglitz, Waltraud
Angst ist die andere Seite von Liebe: Einfach loslassen

Gelernter, David
Gezeiten des Geistes: Die Vermessung unseres Bewusstseins

Grabner-Haider, Anton / Prenner, Karl
Religionen und Kulturen der Erde

Grinder, John / Bandler, Richard
Reframing: Neurolinguistisches Programmieren und die Transformation von Bedeutung

Grinder, John / Bandler, Richard
Reframing: Ein ökologischer Ansatz in der Psychotherapie

Grom, Bernhard
Religionspsychologie

Grzeskowitz, Ilja
Impromptu Hypnose: Die Kunst, jederzeit und überall hypnotisieren zu können

Hallanzy, Annegret
Die Software der Seele

Herrmann, Horst
Agnostizismus - Freies Denken für Dummies

Herzka, Heinz Stefan / Renz, Monika
Zwischen Urangst und Urvertrauen: Aller Anfang ist Übergang. Musik, Symbol & Spiritualität in therap. Arbeit

Hill, Napoleon
Denke nach und werde reich. Die Erfolgsgesetze und ihre Nutzanwendung

Hornstein, Sigrid
Gesetz der Anziehung = Seelenplan = Blockaden lösen Band 2 - Reichtum und Geld anziehen: Verstehe die Botschaften, Visionen und Engel

Hyde, Bilal / Meyer, Wali Ali / Muqaddam, Faisal / Khan, Shabba
Medizin des Herzens: 99 Heilungswege der Sufis

Jansen, Manfred / Newton, Michael
Leben zwischen den Leben: Die Hypnotherapie zur Spirituellen Rückführung (Edition Astroterra)

Jenner, Otmar
Spirituelle Medizin: Heilen mit der Kraft des Geistes

Katzmarzik, Heike
Große Heiler der Welt - Wie energetische und spirituelle Medizin Wunder wirken

Keil, Angelika
Meine Geschichte: Wie ich meine chronischen Krankheiten, Konflikte und Krisen heilte und meine kühnsten Träume übertraf: Der Geist ist stärker als die Gene und alle Materie

Khan, Shabba / Hyde, Bilal / Meyer, Wali Ali / Muqaddam, Faisal
Medizin des Herzens: 99 Heilungswege der Sufis

Klima, Caroline / Streeter, Michael
Hypnose: Geheimnisse unserer Seele

Kohen, Daniel P. / Olness, Karen
Lehrbuch der Kinderhypnose und -

Kossak, Hans-Christian
Hypnose: Lehrbuch für Psychotherapeuten und Ärzte.

Kossak, Hans-Christian
Hypnose: Lehrbuch für Psychotherapeuten und Ärzte.

Lang, Stephan
Nutze die Kraft der Matrix und handle JETZT: Warum genau jetzt der richtige Zeitpunkt ist grundlos glücklich, erfolgreich und gesund zu sein

Lang, Thomas / Walbert, Monika
Quantenheilung - Medizin der neuen Zeit: Nie mehr im Leben zum Arzt?

Lauterbach, Anna
NLP - Verhaltensmuster ändern: NLP Reframing (Umgestalten) in Hypnose

Markert, Elisabeth Ch. / Gast, Ursula
Trauma und Trauer: Impulse aus christlicher Spiritualität und Neurobiologie (Leben lernen)

Maurer, Anna / Weidinger, Hans P.
Von Herz zu Herz: Liebe und Begegnung in Psychotherapie und Spiritualität

Meinhold, Werner J.
Das große Handbuch der Hypnose. Theorie und Praxis der Fremd- und Selbsthypnose. Das Hypnose-Standardwerk für Fachleute und Laien.

Meinhold, Werner J.
Das große Handbuch der Hypnose - Theorie und Praxis der Fremd- und Selbsthypnose (10. November 2010)

Meyer, Wali Ali / Hyde, Bilal / Muqaddam, Faisal / Khan, Shabba
Medizin des Herzens: 99 Heilungswege der Sufis

Milzner, Georg
Religion und Gehirn

Mooren, Ralf / Papenfuß, Brigitte
Wenn das Unterbewusstsein spricht: Wie die Energie der Seele die Realität lenkt

Mooren, Ralf / Papenfuß, Brigitte
Heilung durch SOL-Hypnose: Mit dem inneren Arzt zurück ins Leben

Muqaddam, Faisal / Khan, Shabba / Hyde, Bilal / Meyer, Wali Ali
Medizin des Herzens: 99 Heilungswege der Sufis

Murphy, Joseph / Birkenbihl, Vera F.
Die Macht Ihres Unterbewusstseins: Das große Buch innerer und äußerer Entfaltung

Murphy, Joseph
Die Macht Ihres Unterbewusstseins

Murphy, Joseph
Die Macht Ihres Unterbewusstseins: Das Original

Mulzer, Chris
ERFOLGSPROGRAMMIERUNGEN - Grundlagen

Neukamm, Martin
Evolution im Fadenkreuz des Kreationismus: Darwins religiöse Gegner und ihre Argumentation

Newton, Michael / Jansen, Manfred
Leben zwischen den Leben: Die Hypnotherapie zur Spirituellen Rückführung (Edition Astroterra)

Oetliker, Markus
Das Eisberg Syndrom - Die Macht des Unterbewusstseins

Ohlig, Karl H.
Religion in der Geschichte der Menschheit: Die Entwicklung des religiösen Bewusstseins

Olness, Karen / Kohen, Daniel P.
Lehrbuch der Kinderhypnose und -hypnotherapie

Palacios, Gabriel
Hypnotisiere mich: Wenn Gedanken dein Leben schaffen

Panholzer, Thomas Niklas
Hypnotische Phantasiereisen: Auf den Pfaden des Unterbewusstseins zu tiefer Entspannung und Selbsterkenntnis.

Papenfuß, Brigitte / Mooren, Ralf
Heilung durch SOL-Hypnose: Mit dem inneren Arzt zurück ins Leben

Parkin, OM C.
Intelligenz des Erwachens

Peter, Burkhard / Revenstorf, Dirk
Hypnose in Psychotherapie, Psychosomatik und Medizin: Manual für die Praxis

Petersen, Karin / Wilber, Ken
Integrale Spiritualität

Phillips, Maggie/ Frederick, Claire
Handbuch der Hypnotherapie bei posttraumatischen und dissoziativen Störungen

Pissinger, Franz
Hypnose - Der Schlüssel zum Herz: Der Weg des Bibers in die Freiheitl.

Plattig, Michael / Bäumer, Regina
"Dunkle Nacht" und Depression: Geistliche und psychologische Krisen verstehen und unterscheiden

Prenner, Karl / Grabner-Haider, Anton
Religionen und Kulturen der Erde

Renz, Monika / Herzka, Heinz Stefan
Zwischen Urangst und Urvertrauen: Aller Anfang ist Übergang. Musik, Symbol & Spiritualität in therap. Arbeit.

Revenstorf, Dirk / Peter, Burkhard
Hypnose in Psychotherapie, Psychosomatik und Medizin: Manual für die Praxis

Riedel, Wolf / Esser, Stefan
Angst darfst du haben - fürchten musst du dich nicht: Wie Hypnose mir geholfen hat, das Unmögliche zu schaffen

Rossi, Ernest L.
Gesammelte Schriften, Bd. 2: Indirekte Suggestion und Gefahren der Hypnose

Rossi, Ernest L. / Erickson, H.
Die Veränderung sensorischer, perzeptueller und psychophysiologischer Prozesse durch Hypnose

Rossi, Ernest L. / Erickson, H.
Gesammelte Schriften von Milton H. Erickson: Gesammelte Schriften, 6 Bde., Bd.4, Untersuchung psychodynamischer Prozesse mittels Hypnose

Roth, Gerhard / Dijksterhuis, Ap
Das kluge Unbewusste: Denken mit Gefühl und Intuition

Russek, Linda G. / Schwartz, Gary E.
Alles erinnert: Wie zwei Wissenschaftler ein universelles, lebendiges und interaktives Gedächtnis entdecken

Sadtler, Rainer
Die Strategie der Erfolgreichen: Der sichere Weg, Probleme zu lösen und Ziele zu verwirklichen (Berichte aus der Psychologie)

Schlicht, Irina
Was quält mich, und wenn ja, warum?: Faszinierende Geschichten aus der Hypnose-Therapie

Schuhmacher, Stephan / Baba, Meher
Der göttliche Plan der Schöpfung: Eine spirituelle Kosmologie

Schwartz, Gary E. / Russek, Linda G.
Alles erinnert: Wie zwei Wissenschaftler ein universelles, lebendiges und interaktives Gedächtnis entdecken

Simon, Ingo Michael
Reframing in Trance: Perspektiven mit Hypnose ändern

Smith, Huston
Die sieben großen Religionen der Welt: Eine Wahrheit, viele Wege

Springer, Kathrin Emely
Der Schlüssel zum Unterbewusstsein. Aktiviere deinen verborgenen Schatz!

Stelzl, Diethard
Durch Erleuchtung zur Erlösung: Spirituelle Berührungspunkte von Quantenphysik und Huna

Stone, Joshua D.
Seelenpsychologie

Streeter, Michael / Klima, Caroline
Hypnose: Geheimnisse unserer Seele

Strickerschmidt, Hildegard
Hildegard von Bingen Heilung an Leib und Seele: Praktische Ratschläge zur positiven Lebensgestaltung

Tepperwein, Kurt
Sich selbst erkennen. Erfolgstraining für Ihr Unterbewusstsein

Tepperwein, Kurt
Die hohe Schule der Hypnose: Fremdhypnose - Selbsthypnose. Praktische Hilfe für jedermann

Tepperwein, Kurt
Das Praxisbuch der Selbsthypnose: Die Kraft des Unterbewusstseins aktivieren

Vaitl, Dieter
Veränderte Bewusstseinszustände: Grundlagen - Techniken - Phänomenologie

von Heyl, Andreas
Wieder heil werden: Leben im Einklang mit mir und der Welt

Walbert, Monika / Lang, Thomas
Quantenheilung - Medizin der neuen Zeit: Nie mehr im Leben zum Arzt?

Walch, Sylvester
Vom Ego zum Selbst: Grundlinien eines spirituellen Menschenbildes

Wehrle, Martin
Die 500 besten Coaching-Fragen: Das große Workbook für Einsteiger und Profis zur Entwicklung der eigenen Coaching-Fähigkeiten

Weidinger, Hans P. / Maurer, Anna
Von Herz zu Herz: Liebe und Begegnung in Psychotherapie und Spiritualität

Wilber, Ken / Petersen, Karin
Integrale Spiritualität

Winter, Andreas
Der Psychocoach 1: Nikotinsucht - der große Irrtum: Warum Nichtrauchen so einfach sein kann! Mit Starthilfe-CD!

Winter, Andreas
Der Psychocoach 2: Heilen ohne Medikamente. Wie chronische Krankheiten ganz einfach wieder verschwinden / Mit Starthilfe-CD

Winter, Andreas
Der Psychocoach 3: Abnehmen ist leichter als Zunehmen. Mit Starthilfe-CD!

Winter, Andreas
Der Psychocoach 4: Liebe, Sex und Partnerschaft. Warum Erfüllung so einfach sein kann! / Mit Starthilfe-CD!

Winter, Andreas
Der Psychocoach 5: Der Geist aus der Flasche: Alkohol - Genuss statt Muss! Mit Starthilfe-CD

Winter, Andreas
Der Psychocoach 6: Anti-Aging. Warum es so einfach ist, jung zu bleiben! Mit Starthilfe-CD!

Winter, Andreas
Der Psychocoach 7: Zielen - loslassen - erreichen!: Wie Sie Ihr Gehirn auf Erfolg einstellen / Mit Starthilfe-CD

Winter, Andreas
Der Psychocoach 8: Zu viel Erziehung schadet! Wie Sie Ihre Kinder stressfrei begleiten. Mit Starthilfe-CD

Winter, Andreas
Artgerechte Partnerhaltung. Lieben ohne Stress: Mit Audio-CD

Winter, Andreas
Nikotinsucht - die große Lüge: Warum Rauchen nicht süchtig macht und Nichtrauchen so einfach sein kann! Mit Video-Coaching zum Download

Winter, Andreas
Heilen durch Erkenntnis. Die Intelligenz des Unterbewusstseins: Sich selbst und andere heilen. Mit Audio-CD Taschenbuch

Winter, Andreas
Was deine Angst dir sagen will: Blockaden verstehen und überwinden. Mit Extra-Tipps gegen Panikattacken

Winter, Andreas
Heilen ohne Medikamente. Chronische Krankheiten: Seelische Ursachen aufdecken und gesund werden: Selbstcoaching in zehn Schritten. Mit Video-Coaching zum Download

Wipf, Hansruedi Wipf
Selbsthypnose - Der natürliche Weg zur Selbstheilung

19. Index

Empfehlungen des Verlags

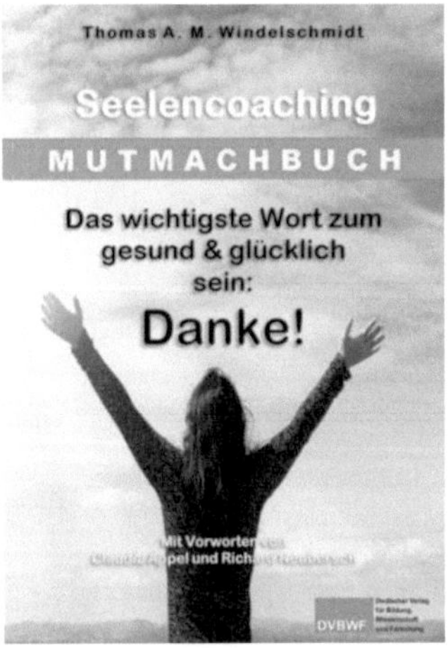

Thomas A. M. Windelschmidt

Das wichtigste Wort zum gesund & glücklich sein: Danke!

Mit Vorworten von Claudia Appel und Richard Neubersch

Das "Danke" ist nach Einschätzung des Autors das wichtigste Wort zum gesund und glücklich sein. Diese Aussage begründet der Autor nachvollziehbar im vorliegenden Buch.

Das Unterbewusste (Unterbewusstsein) steuert nicht nur das vegetative Nervensystem und fast alle Körperfunktionen, sondern es greift massiv in das Denken, Fühlen und Erleben des Menschen ein. Das Bewusstsein ist mit der Spitze eines Eisbergs vergleichbar, auch wenn man als Mensch „glaubt", alles mit dem Ego „im Griff zu haben". Wenn man weiß, wie man das Unterbewusste zielorientiert positiv beeinflussen kann, ist es möglich, das eigene Erleben, also sein Schicksal, unter einem neuen Blickwinkel zu sehen und das Leben als Geschenk anzunehmen. Warum hierfür das Wort „Danke" ein zentraler Baustein ist und wie man seinen eigenen Weg in eine positive Lebenseinstellung finden kann, erläutert der Autor in diesem MUTMACHBUCH.

Weitere Infos: seelencoaching.de und omniavision.de

ISBN Hardcover	978-3-96565-000-8	€ 24,99
ISBN Paperback	978-3-96565-001-5	€ 17,99
ISBN Epub	978-3-96565-002-2	€ 14,99
ISBN Mobi	978-3-96565-003-9	€ 14,99

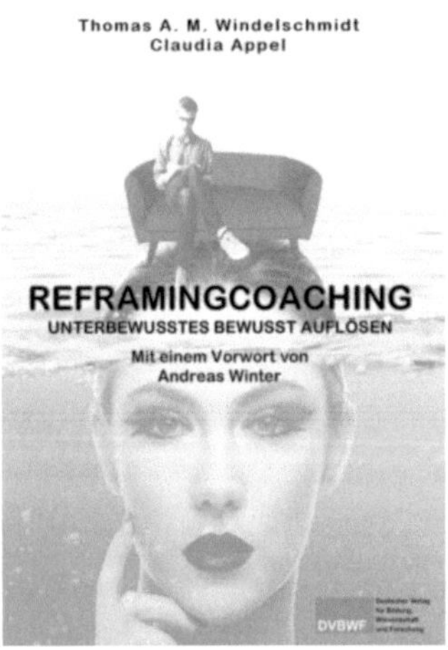

Thomas A. M. Windelschmidt
Claudia Appel

Reframingcoaching
Unterbewusstes bewusst auflösen

Mit einem Vorwort von
Andreas Winter

Leiden Sie unter Krankheiten, Erfolgsblockaden oder "falschen" Glaubenssätzen? Sind Sie auf der Suche nach sich selbst, Ihrer Persönlichkeit, Ihrer Berufung, Ihrem Lebenssinn? Erleben Sie immer die gleichen (meist als unangenehm empfundenen) Situationen? Machen Sie fortwährend ähnliche negative Erfahrungen in Ihrer Partnerschaft, im Beruf, im Freundeskreis, ohne zu wissen, warum Sie evtl. immer die gleichen Fehler machen und sich ungewollte Erfahrungen (z.B. Geldverlust, Geldmangel, falsche Freunde) wiederholen? Mit dem Reframingcoaching können Sie eine Herangehensweise kennenlernen, mit der es möglich ist, im Unterbewusstsein verankerte Strukturen, die zu Symptomen, Krankheiten und immer gleichen Erfahrungen führen können, zu erkennen und aufzulösen. Es darf Sie nicht überraschen, wenn sich Ihr Leben sehr stark ändert und Ihnen neue Türen offenstehen.

Weitere Infos: reframingcoaching.de und omniavision.de

ISBN Hardcover	978-3-96565-008-4	€ 29,99
ISBN Paperback	978-3-96565-009-1	€ 21,99
ISBN Epub	978-3-96565-010-7	€ 17,99
ISBN Mobi	978-3-96565-011-4	€ 17,99

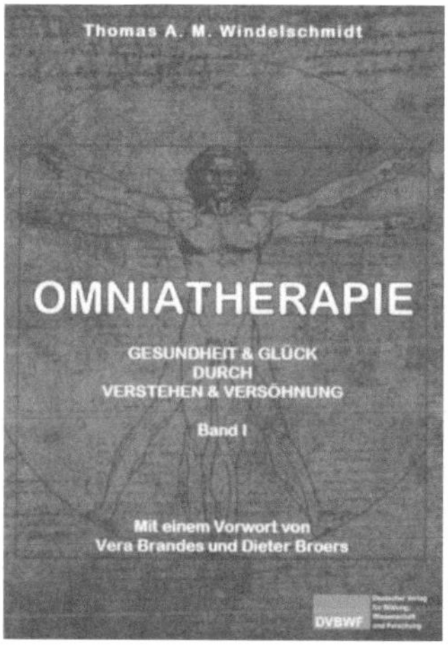

Thomas A. M. Windelschmidt

Omniatherapie
Gesundheit & Glück durch
Verstehen & Versöhnung Bd. I

Mit einem Vorwort von
Vera Brandes und Dieter Broers

Das Reframingcoaching konnte vielen Menschen helfen, Dinge aufzulösen, die im Hier und Jetzt belastend waren und zu Konsequenzen (Symptomen) geführt haben. Im Laufe der Zeit haben komplexere „Herausforderungen" dazu geführt, dass eine Ergänzung des Konzepts zielführend war. Wenn z.B. eine Frau nicht schwanger wird, kann man überlegen, dass psychische Blockaden eine Rolle spielen. Und wenn z.B. ein Missbrauch in der Familie vorliegt, dann verlangt dies nach Erfahrung des Autors zu einer Analyse der Familienkonstellation und einer liebevollen Auflösung der belastenden Energien.

Band I: Medizinische Historie, physische und psychische Heilansätze, physikalische und biologische Hintergründe, Betrachtung von Gesundheit, Krankheit und Symptomen, die Trinität von Körper, Geist und Seele, die Psyche, Bewusstsein und Unterbewusstes, sowie Traumata.

Weitere Infos: omniatherapie.de und omniavision.de

ISBN Hardcover	978-3-96565-012-1	€ 24,99
ISBN Paperback	978-3-96565-013-8	€ 17,99
ISBN Epub	978-3-96565-014-5	€ 14,99
ISBN Mobi	978-3-96565-015-2	€ 14,99

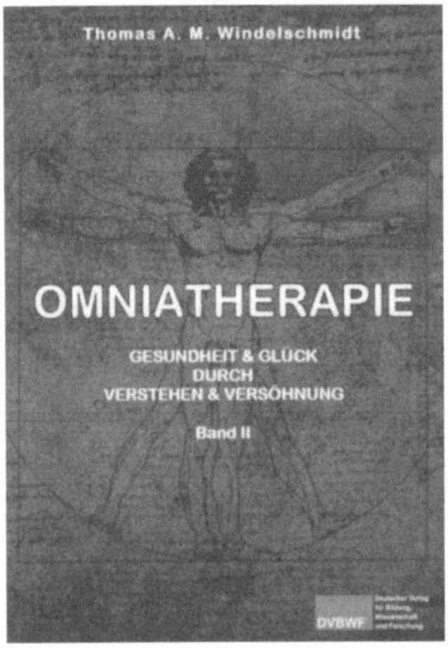

Thomas A. M. Windelschmidt

Omniatherapie
Gesundheit & Glück durch
Verstehen & Versöhnung Bd. II

In drei Bänden finden Sie eine Herleitung des Konzepts der Omniatherapie. Dem Autor ist es wichtig, dass er die Herangehensweise und die Entwicklung seiner Vorgehensweise dezidiert herleitet und erläutert, damit die Omniatherapie für Sie „greifbar" wird.

Band II: Was sind Denken, Fühlen, Glauben und Vertrauen, Angst und das Gegenteil von Angst, Schuld und Verantwortung, Trauer und die große Traurigkeit, Glaubenssätze und das Gesetz der Resonanz, Wünsche, Zufriedenheit und Glück, Liebe, Vertrauen und Vergebung, sowie Schlaf und Träume.

Weitere Infos: www.omniatherapie.de und omniavision.de

ISBN Hardcover	978-3-96565-016-9	€ 24,99
ISBN Paperback	978-3-96565-017-6	€ 17,99
ISBN Epub	978-3-96565-018-3	€ 14,99
ISBN Mobi	978-3-96565-019-0	€ 14,99

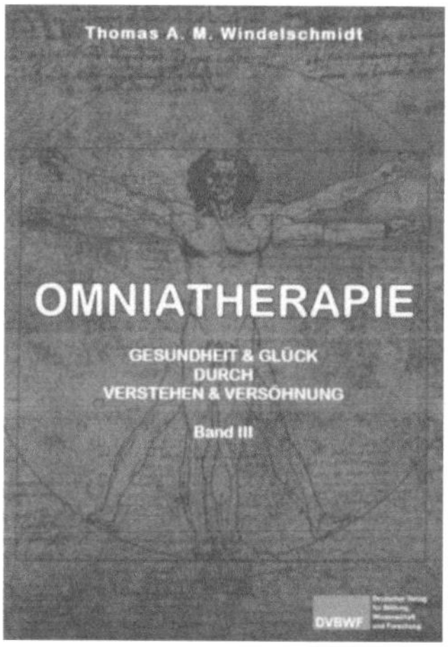

Thomas A. M. Windelschmidt

Omniatherapie
Gesundheit & Glück durch
Verstehen & Versöhnung Bd. III

In drei Bänden finden Sie eine Herleitung des Konzepts der Omniatherapie. Dem Autor ist es wichtig, dass er die Herangehensweise und die Entwicklung seiner Vorgehensweise dezidiert herleitet und erläutert, damit die Omniatherapie für Sie „greifbar" wird.

Band III: Religion, Glaube und Vertrauen, Leben und Tod, Karma, Beten, systemische Hintergründe, Affirmationen und Suggestionen, Hypnose und Trance, Reframing in der Omniatherapie, Voraussetzungen, die 30 Stufen der Omniatherapie, technische Hilfsmittel und Anwendungsgebiete

Weitere Infos: omniatherapie.de und omniavision.de

ISBN Hardcover	978-3-99072-020-2	€ 24,99
ISBN Paperback	978-3-96565-021-3	€ 17,99
ISBN Epub	978-3-99072-022-6	€ 14,99
ISBN Mobi	978-3-99072-023-3	€ 14,99

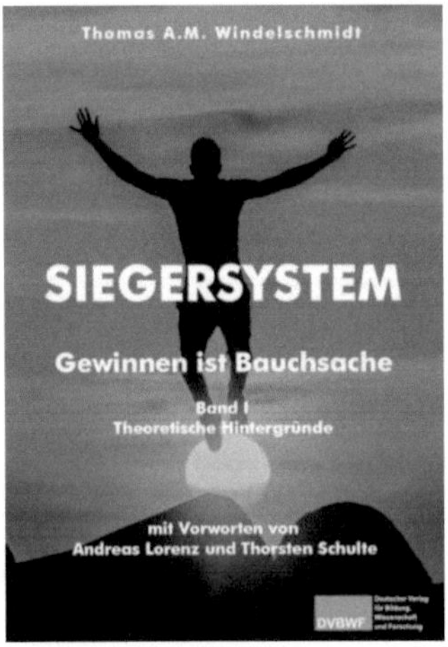

Thomas A. M. Windelschmidt

Siegersystem
Gewinnen ist Bauchsache
Bd I: Theoretische Hintergründe

Mit Vorworten von Andreas Lorenz und Thorsten Schulte

Können Sie sich vorstellen, dass Sie – wie man es so oft hört – Ihres Glückes Schmied sind und zu 100% verantwortlich für alles, was in Ihrem Leben passiert?

Der Nachteil dieser „Erkenntnis" ist, dass Sie sich nie wieder als Opfer darstellen „dürfen/können", z.B. um Mitgefühl oder sogar Mitleid zu „erhaschen". Der große Vorteil dieses „Wissens" ist allerdings, dass Sie sich der „Herrschaft über Ihr Leben" bewusst sind, alles zielgerichtet beeinflussen können und die Freiheit haben, Ihre Vorstellungen zu manifestieren. Das Siegersystem-Konzept ist eine Lebenseinstellung. Im Fokus steht, sich selbst als Gewinner zu sehen und zu fühlen, das eigene Leben als Gewinn anzusehen und als Geschenk anzunehmen, indem man die positiven und schönen Aspekte in den Mittelpunkt des eigenen Denkens und Fühlens rückt. Und zwar immer, ganz unabhängig von bisher als negativ angesehenen Begleiterscheinungen.

Weitere Infos: siegersystem.de und omniavision.de

ISBN Hardcover	978-3-96565-024-4	€ 24,99
ISBN Paperback	978-3-96565-025-1	€ 17,99
ISBN Epub	978-3-96565-026-8	€ 14,99
ISBN Mobi	978-3-96565-027-5	€ 14,99

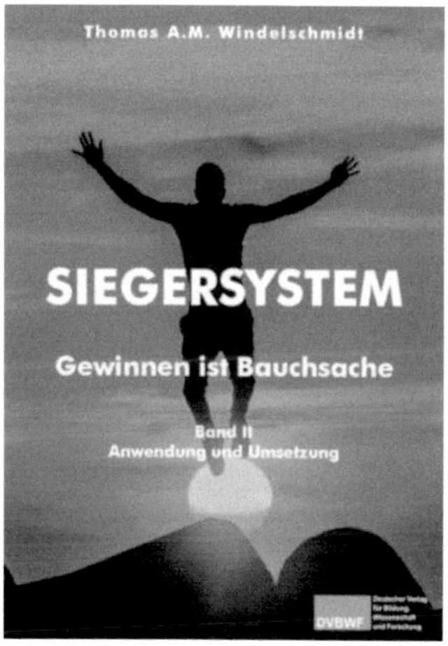

Thomas A. M. Windelschmidt

Siegersystem
Gewinnen ist Bauchsache
Bd II: Anwendung & Umsetzung

Während in Band I zum Siegersystem einige theoretische Hintergründe erläutert wurden, erfährt der Leser in Band II, wie die 66 Schritte des Siegersystems aussehen und welche technischen Hilfsmittel eingesetzt werden können, um den "eigenen" Weg zu finden und zu gehen. Konkrete Tipps und Empfehlungen helfen dem Leser, nicht nur den ersten Schritt zu unternehmen, sondern sich sukzessive seiner "eigenen Meisterschaft" anzunähern.

Denn denken Sie immer daran: Sie sind Ihres Glückes Schmied, Sie sind "Chef" Ihres Lebens, Sie ganz allein können für sich entscheiden, zu den "Gewinnern" zu gehören und Ihr Leben als Geschenk zu erkennen und anzunehmen. Jetzt in diesem Moment, in welchem Sie diese Zeilen lesen, haben Sie die Chance, Ihre Lebenskarten neu zu mischen und ab sofort das Leben zu führen, das Sie schon immer führen wollten. Sie ganz allein sind verantwortlich für Ihr Leben.

Weitere Infos: siegersystem.de und omniavision.de

ISBN Hardcover	978-3-96565-028-2	€ 24,99
ISBN Paperback	978-3-96565-029-9	€ 17,99
ISBN Epub	978-3-96565-030-5	€ 14,99
ISBN Mobi	978-3-96565-031-2	€ 14,99

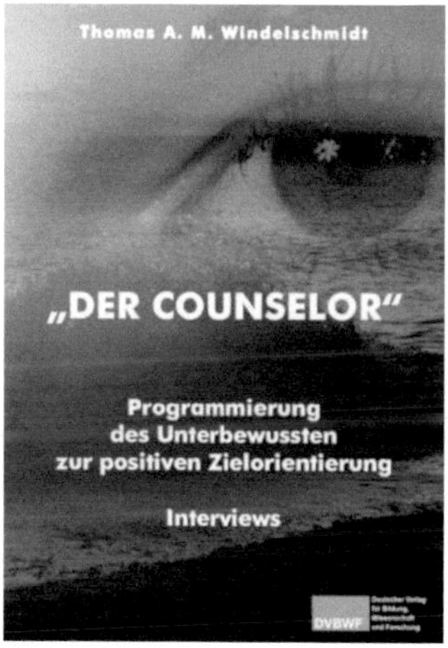

Thomas A. M. Windelschmidt

"Der Counselor"
Programmierung des Unterbewussten zur positiven Zielorientierung Bd. II

In Band I zu "Programmierung des Unterbewussten zur positiven Zielorientierung" wurde folgende Kernaussage hergeleitet und erläutert:

- "Du bist, was Du denkst, also denke doch, was Du willst!"

In Band II kommen Menschen zu Wort, die in ihrem Bereich besonders erfolgreich waren oder sind. Die Gesprächspartner haben z.T. sehr unterschiedliche Historien und waren oder sind in verschiedenen Bereichen erfolgreich, z.T. im Sport, z.T. Im Geschäftsleben, aber auch in den Bereichen Wissenschaft, Kunst oder Kultur.

Diese Menschen, die im vorliegenden Buch zu Wort kommen, kennenzulernen und ihr "Warum?" und ihre intrinsische Motivation kennenlernen, war eine große Freude.

Weitere Infos: der-counselor.de und omniavision.de

ISBN Hardcover	978-3-96565-036-7	€ 24,99
ISBN Paperback	978-3-96565-037-4	€ 17,99
ISBN Epub	978-3-96565-038-1	€ 14,99
ISBN Mobi	978-3-96565-039-8	€ 14,99

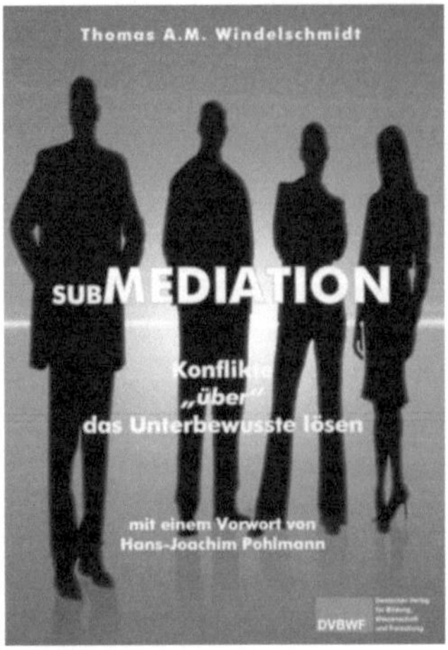

Thomas A. M. Windelschmidt

Submediation
Konflikte "über" das
Unterbewusste lösen

Mit einem Vorwort von
Hans-Joachim Pohlmann

Unter Mediation versteht man eine Vermittlung zwischen Parteien mit Hilfe eines Mediators, um Meinungsverschiedenheiten, Streitigkeiten oder Konflikte zu lösen. Eine "übliche" Mediation versucht auf der Verstandesebene (Ratio) zu einer Win-Win-Lösung zu kommen. Demgegenüber strebt die Submediation (Subconscious-Mediation) eine grundsätzliche Lösung über das Unterbewusste der Beteiligten an, d.h. es werden auf der Ebene des Unterbewussten die wahren, verborgenen Hintergründe von Dissonanzen und Problemen gesucht und analysiert, um sie gemeinsam mit der jeweiligen Person zu erkennen, zu verstehen und aufzulösen. Der herausragende Vorteil der Submediation liegt darin, dass man nicht versucht, durch „noch akzeptable" Kompromisse eine „Muss"-Einigung zu erreichen, sondern dass man über das „Dürfen" zu einem „Wollen" findet, d.h. das Unterbewusste (emotionale Muster, Blockaden, Glaubenssätze) steht nicht mehr im Weg.

Weitere Infos: submediation.de und omniavision.de

ISBN Hardcover	978-3-96565-040-4	€ 29,99
ISBN Paperback	978-3-96565-041-1	€ 21,99
ISBN Epub	978-3-96565-042-8	€ 17,99
ISBN Mobi	978-3-96565-043-5	€ 17,99

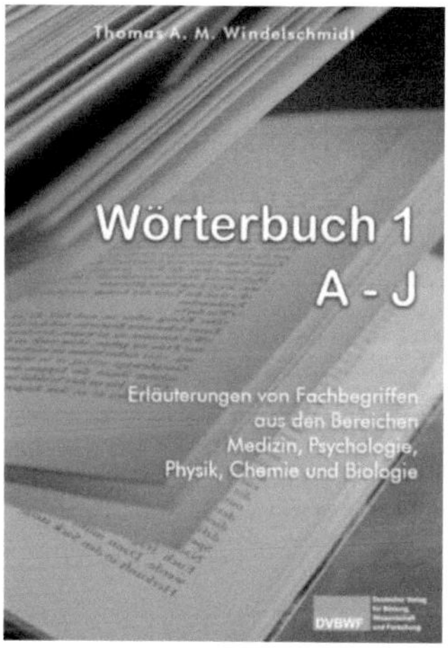

Thomas A. M. Windelschmidt

Wörterbuch 1: A-J

Dieses Wörterbuch enthält Inhalte aus Fachbüchern und dem Internet zur Erläuterung von Begriffen aus den Bereichen Medizin, Psychologie, Physik, Medizin und Biologie u.a. in folgenden Büchern

- ✓ Das wichtigste Wort zum gesund & glücklich sein: Danke!
- ✓ Die Wahrheit über Ihre innere Macht: SUM ERGO CREO
- ✓ Reframingcoaching: Unterbewusstes bewusst auflösen
- ✓ Omniatherapie: Gesundheit & Glück durch Verstehen & Versöhnung
- ✓ Siegersystem: Gewinnen ist Bauchsache
- ✓ "Der Counselor": Programmierung des Unterbewussten zur positiven Zielorientierung
- ✓ Submediation: Konflikte „über" das Unterbewusste lösen

Das Buch wird vom Autor subventioniert und als pdf-Download sogar kostenlos angeboten., siehe omniatherapie.de und omniavision.de.

Weitere Infos::omniatherapie.de und omniavision.de

ISBN Hardcover	978-3-96565-044-2	€ 15,99
ISBN Paperback	978-3-96565-045-9	€ 9,99
ISBN Epub	978-3-96565-046-6	€ 4,99
ISBN Mobi	978-3-96565-047-3	€ 4,99

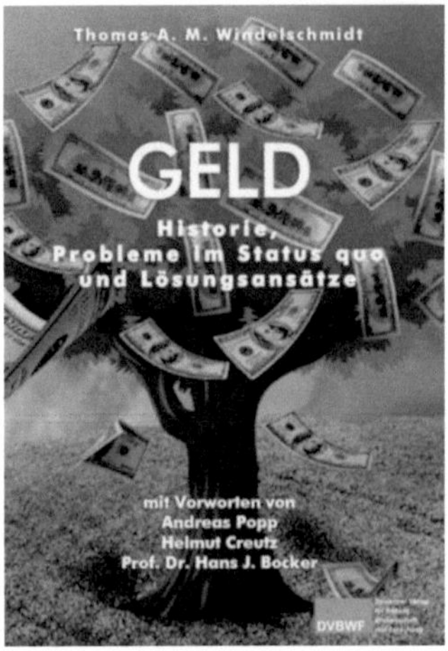

Thomas A. M. Windelschmidt

GELD: Historie, Probleme im Status quo und Lösungsansätze

Mit Vorworten von
Andreas Popp, Helmut Creutz
und Prof. Dr. Hans J. Bocker

Jeder denkt zu wissen, was „Geld" ist. Fast jeder meint, eine Ahnung zu haben, wie das Geldsystem funktioniert. Und einige sind sich sicher, zu wissen, wie das Finanz- und Wirtschaftssystem aufgebaut ist, wer es steuert und wie es beeinflusst werden kann. Aber stimmt das?

Warum gibt es dann Wirtschaftskrisen? Warum geht die Schere zwischen arm und reich auseinander? Warum gibt es wenige Familien, die 80% des weltweit verfügbaren Kapitals beherrschen, und viele Menschen, die an der Armutsgrenze leben? Warum muss immer mehr produziert werden, nur um bestehende Schulden abzutragen? Wie ist es erklärbar, dass sich ein Staat in seiner eigenen Währung verschulden kann/muss?

Dem Autor gelingt es mit diesem Buch, etwas Licht ins Dunkel zu bringen und komplizierte Sachverhalte in einfachen Worten nachvollziehbar darzustellen, warum "Geld", so wie es konzipiert ist, auf Dauer gar nicht funktionieren „kann".

ISBN Hardcover	978-3-96565-056-5	€ 29,99
ISBN Paperback	978-3-96565-057-2	€ 21,99
ISBN Epub	978-3-96565-058-9	€ 17,99
ISBN Mobi	978-3-96565-059-6	€ 17,99

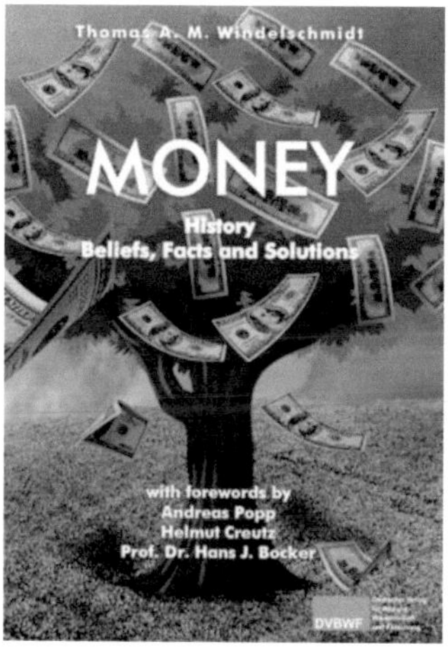

Thomas A. M. Windelschmidt

MONEY: History, Beliefs, Facts and Solutions

With forwords by
Andreas Popp, Helmut Creutz
and Prof. Dr. Hans J. Bocker

Everyone believes to know what "this" is. Almost everyone thinks they know how the money system works. And some are even sure they know how the financial and economic system is structured, who controls it and how is value can be influenced. But is it really so?

Why are there so many economic crises? Why is the gap between rich and poor widening? Why are there a few families that control 80% of the world's available capital and so many people living on or below the poverty line? And why must more and more be produced just to pay off past debts? What explains why countries established their own currency?

With this book, the author sheds light on complicated facts and puts them into simple terms. With all the flaws in the current money system and the fundamental errors and mistakes that were made when it was construed, it is of essential importance to comprehend why it cannot be sustained in the current status quo.

ISBN Hardcover	978-3-96565-060-2	€ 29,99
ISBN Paperback	978-3-96565-061-9	€ 21,99
ISBN Epub	978-3-96565-062-6	€ 17,99
ISBN Mobi	978-3-96565-063-3	€ 17,99

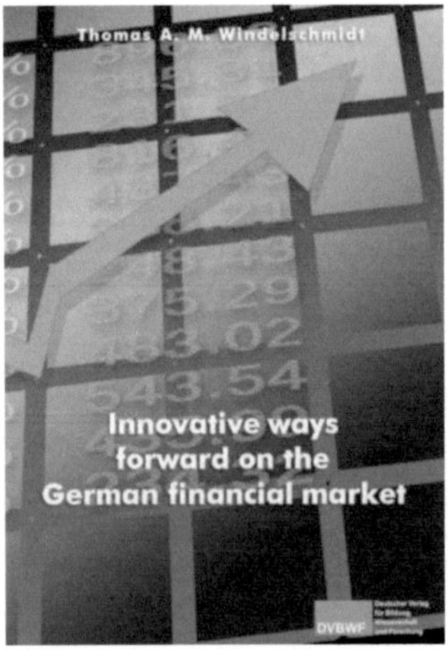

Thomas A. M. Windelschmidt

Innovative ways forward on the German financial market

Financial markets are in a state of upheaval. The "old school" mechanisms which have worked in the past decades, have become obsolete in today's economic reality. The past strategies have to be reconsidered and replaced by new concepts and understandings. The conditions of life on earth have changed dramatically, the political and economic arenas are not the same any longer the enormously technical developments have contributed to this development. The globalization of communication triggered by Internet and smartphone technologies, social networks and artificial intelligence require a rethink. Market transparency is no longer fiction - portals like check24 are enabling consumers to become professional buying experts furthering developments of new fee-based advice services. Shedding a bright light onto the problems of the existing monetary and financial system, the author presents a layout for alternative solutions. A precious read for the times ahead.